COMPARAISON

DES EFFETS

DE LA VACCINE

AVEC CEUX

DE LA PETITE VÉROLE,

INOCULÉE PAR LA MÉTHODE DES INCISIONS.

Sous presse du même Auteur.

Recherches sur les différens effets résultans des diverses méthodes d'inoculer la petite vérole, pour faire suite à l'écrit ayant pour titre: *Comparaison des effets de la Vaccine*, etc.

IMPRIMERIE DE PILLET JEUNE.

COMPARAISON

DES EFFETS

DE LA VACCINE

AVEC CEUX

DE LA PETITE VÉROLE,

INOCULÉE PAR LA MÉTHODE DES INCISIONS ;

PAR M. CHAMBON DE MONTAUX,

De l'ancienne Faculté de Médecine de Paris, ancien Professeur d'ana-
tomie ; de l'ancienne Société royale de Médecine ; ancien Médecin
de l'Hôpital de la Salpêtrière ; ancien premier Médecin des armées ;
ancien Inspecteur général des Hôpitaux militaires.

Celui qui dans un tems de dépravation générale se
dévoue à la défense des vérités utiles, aux intérêts de
l'état social, a choisi, de toutes les manières de vivre,
la plus contraire aux siens propres, et la plus incompa-
tible avec sa tranquillité.

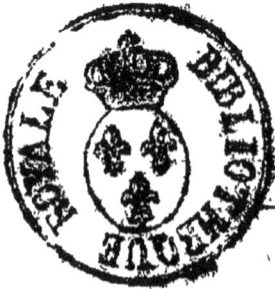

A PARIS,

Chez

l'Auteur, rue du Paon Saint-André-des-Arts, N° 1 ;
Pillet jeune, Imprimeur-Libraire, rue de la Colombe, N° 4 ;
Méquignon-Marvis, Libraire, rue de l'Ecole de Médecine,
N° 9 ;
Gabon, Libraire, rue de l'Ecole de Médecine, N° 13.

1821.

ERRATA ET CORRECTIONS.

Pages.	Lign.	
3,	22,	inoculation , *ajoutez* , varioleuse.
5,	20,	envers eux , *lisez* , à leur égard.
9,	17,	qu'il est pris , *lisez* , qu'il a été pris.
11,	13,	fait jour , *lisez* , jouir.
Id.	18,	faire jouir , *lisez* , procurer à leur pays.
Id.	21,	140,000 , *lisez* , 1,140,000.
12,	12,	exhaussé , *lisez* , placé.
15,	9,	les assertions, *lisez*, ces assertions.
16,	19,	tous les trois , *lisez* , tous trois.
20,	7,	le dernier , *lisez* , les trois derniers.
Id.	9,	ce fait , *lisez* , ces faits ont été.
Id.	10,	Troies, *lisez*, Troyes.
30,	1,	résidan à Longol , *lisez* , résidant à Longols.
81,	17,	Rowlet, *lisez*, Rowley.
83,	13,	de chirurgie , *lisez* , de MM. les chirurgiens.
88,	32,	qüan , *lisez*, quand.
95,	28,	traitée : *lisez* , trayée.
96,	21, 23,	vaccination , *lisez* , vaccine.
98,	7,	concluantes , *lisez*, confluentes.
Id.	9,	confluentes , *lisez* , concluantes.
103,	Dern.	n'a jamais , *lisez* , n'avait jamais.
105,	2,	s'il avait eu , *lisez* , si le vaccinateur avait eu.
110,	17,	propagation , *lisez* , l'action.
Id.	18,	plus elle , *lisez* , plus cette matière.
116,	33,	n'aperçut , *lisez* , n'ait reconnu.
120,	30,	son accroissement , *lisez* , leur décroissement.
124,	33,	eurs écrits , *lisez* , leurs écrits.
125,	9,	ne forme , *lisez* , ne produit.
127,	6,	avec elles , *lisez* , avec elle.
128,	24,	une grande partie , *lisez* , à beaucoup d'égards.
129,	2,	avoir , *ajoutez* , je ne dis pas le droit, mais.
132,	20,	d'autres, *lisez* , encore.
Id.	31,	était encore , *lisez* , tétait encore.
145,	32,	en France , *lisez* , dans leur pays.
146,	33,	qu'on ferait , *lisez* , qu'il ferait.
148,	18,	n'aura pas , *lisez* , n'aurait pas.
Id.	19,	les choses , *ajoutez* , dans la vaccine.

Pages.	Lign.		
149,	22,	indicatoire, *lisez*, judicatoire.	
151,	19, 20,	la maladie, *lisez*, le cas.	
160,	15,	guéri, *lisez*, guérir.	
161,	26,	d'autre séprouvèrent, *lisez*, d'autres éprouvèrent.	
168,	11,	à parvenir, *lisez*, de parvenir.	
170,	17,	mêmes formes que ceux, *lisez*, les formes qu'affectent ceux.	
175,	21,	ai cru, *lisez*, j'ai cru.	
Id.	22,	iquides, *lisez*, liquides.	
176,	12,	artificielles, *lisez*, excitées artificiellement.	
178,	25,	confirmées, *lisez*, confirmés.	
179,	25,	s'ensuivit, *lisez*, s'en suivit.	
180,	8,	qui entraîne, *lisez*, propre à entraîner.	
Id.	14,	la suppuration, *ajoutez*, des plaies.	
181,	18,	mieux établis, *lisez*, plus évidens.	
Id.	19,	opéré, *lisez*, opérée.	
183,	6,	contraire, *lisez*, opposée.	
185,	34,	que la trentième, *lisez*, qu'environ la treizième.	
188,	18,	l'inoculé, *lisez*, l'inoculée.	
203,	15,	reconnu, *lisez*, remarqué.	
209,	17,	l'épure, *lisez*, s'échappe.	
Id.	*Id.*	par, *lisez*, avec.	

NOTA. Pour abréger cet *Errata*, je n'ai pas corrigé la construction irrégulière de quelques phrases.

DÉDICACE.

À MESSIEURS DE LA SOCIÉTÉ ROYALE DE LONDRES.

MESSIEURS,

Le respect que j'ai pour votre illustre Compagnie, si célèbre par les écrits des Membres qui la composent, m'a inspiré depuis long-tems le désir de vous dédier un de mes ouvrages comme un hommage de ma vénération. Mais, depuis plus de trente ans, il est impossible en France d'en publier dans lesquels on traite quelque grande question du ressort de la Médecine, parce qu'il ne reste presque plus de lecteurs à qui ces productions puissent convenir.

Si j'ose vous présenter mes remarques sur la Vaccine, c'est bien moins pour mériter votre estime par des idées savantes que cette discussion ne demandait pas de moi, que pour obéir à la nécessité où se trouvent les hommes instruits et amis de leurs semblables, de réunir leurs efforts afin de délivrer l'espèce humaine d'un nouveau fléau qui a étendu ses ravages chez toutes les nations de l'Europe. Si, par la lecture de mon petit livre, j'étais assez heureux pour vous convaincre que j'étaie mon opinion par des principes solides et par des faits importans, et si vous croyiez devoir approuver mes recherches sur l'espèce d'inoculation qui doit être préférée à toutes les autres, votre suffrage serait pour moi du plus haut prix.

Vous verrez, Messieurs, que j'ai fait usage des bons livres que nous devons à vos compatriotes, et vous concluerez delà sans doute qu'à plus forte raison je m'en suis servi, quand j'ai traité des matières d'une toute autre profondeur que les questions qui concernent la Vaccine.

Agréez, je vous prie, Messieurs, les témoignages de tout le respect avec lequel je suis,

MESSIEURS,

Votre très-humble et très-obéissant Serviteur,

CHAMBON DE MONTAUX.

DÉCLARATION

DES MOTIFS

QUI M'ONT DÉTERMINÉ A PUBLIER CET OUVRAGE.

AUCUNE nouveauté n'a été reçue avec un empressement si étonnant, dans les différentes parties du monde, que la funeste inoculation qu'on nomme *vaccine*. Le premier écrit qui ait paru en France sur ce sujet, est la traduction de celui de Woodwille. Ce médecin avait commencé ses essais sur la vaccine dans l'hôpital de l'inoculation confié à ses soins, le 21 janvier 1799, et, avant la fin de mars, même année, il avait vacciné cinq cents sujets. On trouve, par le résultat de ses expériences, que la mortalité dans la vaccine, sans avoir égard aux nombreuses maladies consécutives qu'elle cause, est plus grande que dans la petite-vérole inoculée par deux piqûres, l'une des plus défectueuses méthodes inoculatoires. La première de ces vérités sera démontrée dans la septième question, et l'autre dans le cours de cet ouvrage. Toutefois, sur la lecture du livre, où se trouve l'aveu que je viens de citer, l'on a fondé le fragile échafaudage de l'apparence de doctrine à l'aide delaquelle on soutient

I

l'*innocuité* de la vaccine. On ne se serait pas attendu à ce bizarre résultat.

Nous ferons remarquer un fait encore plus étonnant : c'est que le traducteur de l'ouvrage de Woodville ait fait une préface dans laquelle il met la vaccination au-dessus des plus hautes conceptions de l'esprit humain, et par conséquent au-dessus des sept merveilles du monde, avant d'avoir acquis la plus légère connaissance des effets de la vaccination, ni fait les expériences nécessaires pour se la procurer.

Ce n'est pas tout : on ne nous apprend point dans le livre français que les calculs de Woodville sont faux, et que parmi les personnes vaccinées, nommées dans les tableaux qui font partie du rapport de ce médecin, soixante et quinze individus sont morts des suites de la vaccination. C'est une *petite* omission qu'il aurait été bon de réparer dans l'*éloquente* préface de la traduction de l'ouvrage de Woodville.

Sur d'aussi fautifs documens, il avait déjà été publié en 1801, en France, une multitude de brochures en faveur de la vaccine, et même une histoire de cette maladie. La lecture des assertions qui étaient contenues dans ces livres, et les contradictions des vaccinateurs entr'eux, celles que chacun semait lui-même dans son propre écrit, n'annonçaient qu'un présomptueux galimatias, où chaque auteur, anéantissant dans une page les simulacres de principes qu'il avait avancés dans une autre, apprenait aux lecteurs qu'ils n'avaient pas besoin de réflexions pour être convaincus du néant de la doctrine de tous ces écrivains. Cependant il faut convenir qu'à l'exemple du trop *fameux* comité central, ils s'accordaient sur un point, qui était de réjeter tout ce qui aurait porté atteinte à leur système ; cette vérité est prouvée par des faits innombrables.

Des événemens particuliers m'engagèrent à retourner à Blois. J'ai trouvé des enfans atteints de maladies mortelles (et déjà quatre vaccinés avaient perdu la vie), suite non interrompue des accidens qui s'étaient manifestés dans le cours de la vaccine. J'ai été assez heureux pour les rendre en bonne santé à leurs familles. Pendant mon séjour dans cette ville, j'ai inoculé d'autres enfans atteints de maladies différentes, qui menaçaient plusieurs d'entre eux d'y succomber en peu de tems ; ils ont récupéré une bonne santé. Le préfet, qui ne supportait pas qu'on s'abstînt de vacciner, adressa au grand-juge une accusation criminelle contre moi, mais si follement conçue, que la réponse de ce magistrat fut que, *si on lui avait dit la vérité*, il fallait user des moyens coërcitifs pour mettre fin à ce qui se passait. C'était un crime, au sentiment du préfet, d'avoir guéri des maladies très-graves à l'aide de l'inoculation, et par cela même, fait mieux apprécier les vices de la vaccine.

Ennuyé dans une ville dont les citoyens, estimables et dignes, à l'exception de deux ou trois intrigans, du plus sincère attachement, étaient audacieusement tyrannisés par un ancien acolyte de Carier ; je revins à Paris. Je n'y trouvai que confusion et abandon absolu de toutes les vraies connaissances médicales. La vaccine était tellement protégée par le gouvernement, qu'il n'était plus permis de hasarder un mot contre son usage. J'attendais une occasion extraordinaire pour lire un mémoire à l'académie des sciences contre ce genre d'inoculation. La vaccination du fils du général Bonaparte me paraissait venir tout à propos pour fixer l'attention des savans sur les dangers de cette méthode. Au seul énoncé du titre de mon mémoire, sur presque toutes les figures se marquèrent les signes de la crainte; comme si, pour se borner à m'entendre, les membres de cette compagnie eussent dû être pris pour complices de ma criminelle audace. J'en devais lire un second. M. le président, qui depuis, s'est chargé de faire un rapport sur ce premier mémoire, me pressa si fortement de ne pas lire le second, que, par complaisance pour lui, j'y consentis. Cependant peu s'en fallut que je ne retirasse ma parole, lorsqu'il ajouta, avec un air triste, qu'il me priait d'être persuadé que ses sollicitations n'avaient pour but que mon propre intérêt. Au même instant je me rappelai, malgré que j'eusse tout fait pour mériter les honneurs du martyre, qu'on ne me l'avait point encore fait partager avec les plus estimables Français; mais de temps n'était pas encore passé d'acquérir par quelque persécution d'éclat, un nouveau droit à leur estime que j'ai toujours mise à haut prix.

Quoiqu'il en soit, M. le président de l'académie devint mon commissaire rapporteur. J'avais lu mon mémoire le 21 janvier 1812; il lut son rapport le 17 août de la même année. J'avais terminé ma réponse à ce rapport le 20 novembre; elle formait un gros volume dont j'ai élagué, depuis, de nombreuses discussions sur divers points que j'avais trouvé fautifs

dans *l'exposition des faits*, etc. par MM. les commissaires. Je passe aussi sous silence la réponse un peu
vive que j'avais faite sur diverses allégations de M. le
rapporteur, et notamment sur celle où il avançait que
mes observations étaient *absolument fausses*. Il ne se
souvenait pas qu'il avait commis une erreur grave à
cet égard, qu'il m'avait promis de rectifier, savoir,
des transpositions de noms. Je n'ajouterai pas l'énon-
ciation d'autres méprises qui auraient dû ne pas se
trouver dans l'*exposition des faits,* et que je regar-
derais comme des perfidies de la part de tout autre,
que de celle de M. le rapporteur, en qui je ne reconnais ici que de simples distractions desquelles il
devait se garder de conclure que toutes les autres observations *venant de la même source, sont également
fausses;* il y a dans cette assertion au moins un oubli
complet de justesse de raisonnement. Je ne dirai rien
de plus sur ce sujet qui fournirait beaucoup d'autres
remarques essentielles; mais elles pourraient mortifier
un ancien confrère que j'estime et que j'aime encore:
je préfère atténuer les avantages que j'ai sur les partisans de la vaccine, à dire quoi que ce soit qui pourrait lui paraître désobligeant. Je n'attends point de
gratitude de la part de mes adversaires, pour ma gé-
nérosité envers eux; j'aime mieux sacrifier en entier
les avantages que me procure ma conduite, comparée
avec la leur, que d'être sévère envers eux.

Mais ce qui concerne la science et l'intérêt public
n'est pas de nature que je puisse également le sacrifier; je n'en ai pas le droit : ce serait trahir les devoirs
de ma profession. M. le rapporteur a publié une dis-

sertation très-spirituelle, qui n'est au fond qu'une apologie de la vaccine. Il n'a pas voulu aborder la question qui devait être discutée. Il annonce lui même ce dessein formel au commencement de son *exposition*, page 7, fin., *c'est de cette manière*, etc.; etc. Il a tenu parole: mon opinion reste donc dans toute sa valeur, mais plus solidement établie par les observations (dont je n'avais pas alors connaissance) de MM. Rowley, Moseley, etc.; par le recueil de M. Chappon, imprimé en 1803; par les faits que m'a fournis l'épidémie varioleuse qui a régné à Paris en 1816, etc.

Cependant, en réfléchissant que je défendais seul les intérêts de la vérité, j'ai souvent eu l'esprit troublé par la crainte que je ne fusse moi-même dans l'erreur. Cette incertitude me tourmentait. Pour sortir d'un état de gêne, que les faits ni les raisonnemens ne dissipaient pas, j'ai cherché tous les moyens de juger sainement ma position envers mes adversaires. D'abord j'ai prié alternativement deux membres de l'académie, qui jouissent également de l'estime de leurs collègues par leur profond savoir et leurs qualités particulières, de me dire sincèrement leur opinion sur mes mémoires; l'un et l'autre m'ont conseillé d'imprimer ma réponse au rapport. J'ai su que M. Forster, qui résidait alors à Paris, était membre de la société royale de Londres; je lui ai demandé son avis sur mon travail, en le priant instamment de me traiter avec la plus grande sévérité (prière que j'avais faite aux deux membres de l'académie); il m'a fait la même réponse que ces messieurs. A l'arrivée des armées coalisées, j'ai écrit au premier médecin de chaque armée pour

avoir son sentiment sur le même sujet. Chacun m'a
donné un rendez-vous à trois divers jours : je n'ai
trouvé ni celui de l'armée prussienne, ni celui de l'armée
anglaise ; ils étaient allé visiter leurs quartiers. M. le
baron Stilf, premier médecin de S. M. l'empereur
d'Allemagne, m'a reçu avec infiniment d'honnêteté,
et a trouvé mon opinion juste. Il ne m'a fait qu'une
objection, étrangère à la science, savoir, que l'espèce
d'entêtement avec lequel on soutient cette nouvelle
inoculation, rendrait les oreilles sourdes à ma voix,
tant que durerait l'enthousiasme des gouvernans pour
la vaccination. J'ai fait plus ; j'ai confié mon manuscrit à des personnes qui, partant pour l'Angleterre,
ont bien voulu se charger de le communiquer à quelque
médecin célèbre, pour avoir son sentiment. M. Bostock
(si je lis bien son nom) a été de la même opinion que
les deux membres de l'académie des sciences de
Paris. Je demande ce que je pouvais faire de plus pour
découvrir la vérité ?

J'ai demandé un rendez-vous à M. le ministre
de l'intérieur pour lui donner des renseignemens
précis sur les dangers de la vaccine. Je lui ai communiqué la lettre de M. le secrétaire perpétuel de l'académie des sciences, par laquelle il s'est assuré que
cette compagnie illustre entendrait (malgré la décision
qu'elle avait prise en 1812) la lecture de mes nouveaux
mémoires. Il a paru étonné de cette lettre ; mais, soit
qu'il crût ne pouvoir pas s'écarter en aucun point
du plan fixé par le ministère précédent, car il a été
annoncé par un personnage fameux à la chambre des
députés, que, non-seulement le roi, mais ses suc-

cesseurs, ne pourraient pas s'en écarter; soit que
M. le ministre ne trouvât pas mes génuflexions assez
profondes, notre conversation est devenue sèche et
un peu pointilleuse; en sorte que nous nous sommes
séparés, à ce que j'augure, fort mécontens l'un de
l'autre.

J'ai écrit à M. le baron Capelle, en lui indiquant
comment le ministre acquerrait la certitude que la
vaccine occasionne de nombreux désastres, pourvu
qu'on s'abstienne d'hors-en-avant, de contraindre,
par des moyens violens, les parens à sacrifier leurs
enfans à cette funeste mode. Il m'a répondu : « que
» le comité de vaccine, établi près le Ministre de
» l'Intérieur, rend compte chaque année des faits
» observés et recueillis avec soin, et que le public est
» à portée d'apprécier les avantages ou les inconvé-
» niens de cette pratique. »

Cette lettre de M. le secrétaire-général ne répond
point à ce que je lui avais proposé, en lui indiquant
la manière de découvrir la vérité, sans s'en rapporter
au jugement des vaccinateurs, ni à celui de leurs adversaires, et par conséquent éviter toute crainte d'être
entraîné dans l'erreur, par l'influence de l'un, ou
l'autre parti. Il me semble que cette proposition
méritait une attention bien particulière de la part du
ministre. L'exécution de mon projet aurait amené
naturellement des économies dans les dépenses du
ministère; mais on ne parviendra pas de sitôt à priver
les créatures des gens en place, des traitemens qui
leur sont si souvent accordés, la plupart du temps,
sans qu'elles aient rien fait d'utile pour l'état, et quel-

quefois pour des actes plus dangereux que des sottises.

M. Capelle prétend que les comptes annuels rendus par le comité général de vaccine procurent au public la facilité de s'assurer des avantages ou des inconvéniens de la vaccine. Si le ministère en est encore à ce degré d'ignorance, relativement aux jugemens que pourraient porter les particuliers sur les effets de la nouvelle méthode et sur l'exactitude des comptes que lui rend son comité, il me semble qu'il ne s'épuise pas en sollicitudes, pour apprendre si ses agens vaccinateurs ont très à cœur la conservation de la vie ou de la bonne santé des Français qu'ils soumettent à leur dangereuse pratique. Dès-lors, il nous sera permis de dire que nous ne pouvons pas nommer *paternelle*, une administration qui repousse les éclaircissemens qu'on prendrait la peine de lui donner, pour la mettre à portée de remplir ses devoirs et se rendre honorable. Elle n'a donc jamais su qu'il est pris par les vaccinateurs la résolution de rejeter les faits qui démontreraient le néant de leur système, et les malheurs qui en sont les effets. Le plus souvent ils nient simplement la réalité de ces malheurs; d'autrefois ils disent que leurs adversaires ne leur adressent que des écrits théoriques au lieu de faits. M. Vaumes avait adressé au comité, à diverses reprises, des observations sur les funestes suites de la vaccine : M. Roux, alors vice-président, répond à M. Vaumes, le billet suivant : « Citoyen, le comité a entendu, dans ses séances du 10 et du 15 de ce mois, la lecture des lettres que vous lui avez adressées : il respecte l'*opi-*

nion que vous pouvez avoir sur la vaccine, mais il croit ne devoir rien changer à celle qu'il a déjà émise dans les différentes notes qu'il a publiées. *Signé* J.-J. le Roux vice-président. » Ainsi les grands vaccinateurs de France décident en comité que les faits sont des *opinions*, mais qu'ils ne changeront pas la leur. Qu'on lise la brochure de M. Vaumes, imprimée l'an neuf, les *observations critiques* de M. Colon, le *traité historique des dangers de la vaccine* de M. Chappon, imprimé en 1803, les brochures de M. Alphonse le Roi, celle de M. Goetz, les écrits des Anglais les plus instruits ; on connaîtra par quels principes les vaccinateurs dirigent leur conduite.

Mais l'autorité elle-même n'aurait-elle pas quelques reproches à se faire, lorsqu'avertie des inconvéniens fâcheux qui résultent de la vaccine, et, après avoir reçu des réclamations innombrables à ce sujet, sans consulter des hommes capables de lui donner de bons conseils, elle continue à faire propager cette inoculation, et emploie même des moyens violens pour la faire pratiquer ; lorsqu'elle donne à ses préfets des ordres absolus pour faire exécuter ses volontés, à cet égard, dans l'étendue de leurs départemens ; lorsque les fonctionnaires subalternes n'osent ni lui rendre compte des accidens qui se passent sous leurs yeux et moins encore en certifier la réalité par leur signature ; lorsqu'elle glace de la crainte de son animadversion les particuliers qui gémissent de la perte de leurs enfans, immolés à la vaccine et n'osent pas avouer le sujet de leurs douleurs ? etc. Mais on connaîtra mieux, par l'écrit qui suit ces réflexions, les motifs puissans qui m'ont déterminé à le publier.

En comparant la position où je me trouve en ce moment, avec celle de M. Jenner en Angleterre, je reconnais dans le gouvernement auquel il est soumis, et dans celui sous lequel ma destinée me fait vivre, une différence bien extraordinaire. Ce médecin a introduit dans le monde une nouvelle source d'infortunes pour l'espèce humaine. Trompé par lespremières tentatives qu'il a faites sur la vaccine, qui lui ont paru heureuses, il a publié ses essais. A cette nouvelle, l'Angleterre s'est réjouie de cette découverte : ses habitans se sont écriés qu'il n'était aucun homme qui, jusqu'à ce moment, eût fait jour, ses semblables d'un bienfait si insigne. Sur la croyance générale, et sans attendre de l'expérience la confirmation des avantages qu'on se promettait de la vaccination, le parlement d'Angleterre, toujours attentif à récompenser ceux qui, par des essais heureux, parviennent à faire jouir leur pays de la plus petite source de prospérité décida qu'il serait donné à M. Jenner une somme de 100,000 liv. sterlings ; ce qui fait à peu près 240,000 liv. de notre monnaie, abstraction faite des variations du cours,

J'ai conservé la vie d'un certain nombre de vaccinés prêts à la perdre ; j'ai guéri par l'inoculation varioleuse, en employant la méthode des incisions, d'autres enfans atteints de maladies qui se seraient bientôt terminées par la mort ; on a porté contre moi une accusation au criminel, auprès du grand-juge. En conséquence de cette marque de *bienveillance* de la part d'un agent du gouvernement, le préfet de Blois, il était très-possible qu'on me séquestrât dans un cachot insalubre, pour avoir fait une bonne action; car il n'est pas rare en France qu'on en use avec cette sorte de *reconnaissance et d'urbanité*, envers ceux qui ont rendu de grands services à leur pays. Mais comme, malgré l'avertissement *fraternel* qu'on m'a donné de changer de conduite, je persévère à combattre la désastreuse vaccine, il est évident qu'en suivant les mêmes principes de justice, les hommes puissans qui usent avec *tant de discernement et d'équité* de l'autorité qui leur est confiée, ne peuvent guère se dispenser de me présenter aux regards du public, exhaussé à une certaine élévation, près d'un instrument de mort, comme un turbulent, occupé sans cesse à semer la discorde par ses *pernicieuses* opinions. En attendant cette fin de ma destinée, si différente de celle de Jenner, je proteste que je continuerai à défendre de tout mon pouvoir les vérités utiles à la conservation de mes semblables.

P. S. J'ai dit ci-devant que j'avais retranché de cet écrit une multitude de discussions médicales, quoiqu'elles fussent nécessaires pour combattre des erreurs adoptées dans la nouvelle école, et quoiqu'elles fortifiassent l'exactitude de mes principes : d'ailleurs la réflexion m'a rappelé que la raison ni le bon sens n'ont aucun empire sur l'esprit des partisans de la vaccine; que, par conséquent, ces discussions, pour leur instruction, deviendraient tout-à-fait superflues ; c'est pourquoi je persiste à les supprimer.

Considérant encore que la lecture de mon ouvrage est utile aux pères de famille, pour prévenir

les funestes suites de la confiance qu'ils ont dans la
prétendue innocuité de l'inoculation vaccinale, j'ai
dû leur éviter la lecture des remarques phisiologi-
ques et pathologiques dont ils n'auraient tiré aucun
fruit, parce que les questions, que je traitais dans
ces remarques, sont hors de la portée de l'intelli-
gence des hommes, qui n'ont pas étudié les lois qui
régissent l'économie animale.

Mémoire lu à l'Académie des Sciences, le 11 janvier 1820.

COMPARAISON

DES

EFFETS DE LA VACCINE

AVEC CEUX

DE LA PETITE VÉROLE,

INOCULÉE

PAR LA MÉTHODE DES INCISIONS.

~~~~~~~

Je me propose principalement d'exposer les résultats de la vaccination, et de l'inoculation varioleuse par la méthode des incisions. Mais j'ai cru devoir observer dans la manière de les présenter, un ordre qui fût relatif aux propositions fondamentales qui servent de base à la doctrine des vaccinateurs. Mon objet est donc de mettre plus de clarté dans la discussion des assertions qu'ils ont avancées, et de les faire passer, si l'on peut parler ainsi, en revue de l'observation ; je me bornerai à exposer les assertions des adversaires, sous la forme de questions, et je répondrai par les faits qui me sont personnels et par ceux que je tire des ouvrages mêmes écrits en faveur de la vaccine, ou contre elle.

PREMIÈRE QUESTION.

Est-il vrai que la vaccine garantisse de la petite vérole, DE MANIÈRE QU'UN VACCINÉ N'EN PUISSE ÊTRE ATTEINT, PAR QUELQUE VOIE ET SOUS QUELQUE FORME QUE LE VIRUS VARIOLIQUE AGISSE SUR LUI ?

M. Beaupoil de Saint-Aulaire avait quatre enfans ; les deux aînés ont été inoculés ; les deux cadets ont été vac-

16

cinés. Je ne rends pas compte ici des accidens que ces derniers ont éprouvés : l'un et l'autre ont eu la petite vérole,
quelques années après la vaccination : l'un des deux l'a
communiquée à l'autre. M. de Saint-Aulaire avait aussi un
domestique âgé de 16 ans; il avait été vacciné ; ce jeune
homme a contracté la petite vérole en servant les deux malades, fils de son maître. J'ai vu ces varioleux.

Un habitant de la rue Servandoni a trois fils qui ont été
vaccinés. Les deux aînés ont été reçus à Saint-Sulpice,
pour enfans de chœur, sur un certificat très-exactement mo-
tivé de vaccination. Les cicatrices confirment la validité
du certificat. L'un des trois a contracté la variole qu'il a
communiquée à l'un des deux autres, et le troisième l'a prise
de l'un de ses deux frères ou de tous deux ensemble.

M. Boulay, pharmacien très-recommandable, et connu
de MM. les chimistes de l'académie, par des travaux qui
lui ont mérité une réputation honorable, a aussi trois enfans. L'un d'eux a été atteint de la contagion varioleuse qui
a passé successivement aux deux autres. Ils avaient tous
les trois été vaccinés par un médecin qui est en grande vogue, comme vaccinateur. L'un des trois a la figure couverte
de cicatrices varioleuses.

M. Beaurepaire demeurant rue Gît-le-Cœur, n. 4; a sept
enfans. Les deux aînés ont été inoculés, dans le tems où
cette pratique avait encore lieu : le troisième a pris la petite
vérole a sa pension. Il a été transporté chez monsieur son
père, chez qui il a répandu la contagion ; ensorte que ses
frères et sœurs ont été malades les uns après les autres, a
peu d'intervalle de tems de différence dans l'invasion de la
variole. Le dernier enfant, qui était encore à la mamelle,
n'a été infecté qu'après tous les autres. Ses boutons étaient
très-beaux ; le pus de bonne qualité, et la fièvre de la suppuration très-modérée. Cet enfant n'avait point encore été
vacciné, comme les quatre autres. Le retard d'invasion de

la petite vérole chez lui, et la bénignité de la maladie
sont le produit de l'allaitement. Mais je ne dois entremêler
au récit des faits aucune remarque qui ne soit une conséquence de la considération de ces faits.

Je me bornerai, Messieurs, à ce court exposé de la suc-
cession de la petite vérole à la vaccine, parce qu'il prouve
invinciblement que les vaccinés ont peut-être au moins
autant d'aptitude à recevoir la contagion varioleuse, que
les sujets qui n'ont point subi ce mode inoculatoire : car,
puisqu'on apprend par l'observation, que la maladie éruptive dont nous parlons, n'attaque pas toujours, dans les
familles, tous ceux qu'on croirait disposés à la recevoir,
et que, dans les cas qui viennent d'être rapportés, aucun
individu vacciné n'y a été soustrait, l'exactitude du raisonnement voudrait qu'au lieu de présenter, comme je l'ai fait,
ma réflexion sur la propagation facile de la variole aux vaccinés, j'en fisse une proposition absolue ; mais je laisse à
votre discernement, Messieurs, à juger les probabilités qui
appuient ma remarque. Elle sera confirmée par des faits
que je rapporterai dans leur tems.

Je ne crois pas ces observations inutiles pour connaître le
génie de la vaccine. Mais satisfaisons maintenant au sentiment des hommes, qui n'admettent une vérité qee quand ils
sont accablés par le poids des faits qui l'établissent : puisqu'ils sont incapables de juger sainement la nature des
observations, il faut bien les subjuguer par la multitude
des témoignages qui asservissent leur assentiment. Il est
toutefois nécessaire d'apprécier la valeur des témoignages,
autrement ils ne servent qu'à faire prévaloir l'erreur ; c'est
précisément ce qui arrive aujourd'hui, par rapport à la
vaccine qui ne se soutient que par les intrigues des demi-
savans, et nous n'aurons presque plus que des gens de cette
espèce dans très peu d'années.

M. Rowley, médecin anglais, qui occupe des postes

honorables, a recueilli, dans un petit ouvrage, 5o4 observations, si l'on ne les compte que par les numéros qui paraissent désigner chacune d'elles; mais, comme sous plusieurs numéros, il réunit quelquefois trois ou quatre faits et davantage, on peut aisément en porter le nombre à 55o. Quoiqu'il en soit, je trouve que 214 vaccinés ont été atteints de la variole, à des intervalles de quelques semaines, de quelques mois ou de quelques années, entre l'époque de la vaccination et l'invasion de la petite vérole simple, c'est-à-dire, sans compter le nombre des sujets en qui cette maladie a été dangereuse ou mortelle, et dont je ferai une classe à part, pour faire connaître une des mille contradictions, trop évidentes pour n'être pas aperçues au premier coup d'œil, dont les vaccinateurs composent leur doctrine. Je vous prie encore, Messieurs, de vous souvenir que, sous la dénomination de variole *simple*, je n'exclus point les confluentes qui ne sont point malignes; attendu qu'elles se guérissent souvent sans employer les secours de la médecine, comme cela se voit dans les campagnes; c'est accorder à mes adversaires un avantage que je devrais leur refuser, en suivant rigoureusement les principes généralement admis sur la variole confluente.

SECONDE QUESTION.

Indépendamment de la contagion varioleuse naturelle qui fait naître la petite vérole chez un vacciné, peut-on la lui communiquer par l'inoculation ?

M. Richards a inoculé deux petites filles, vaccinées depuis un an; elles ont eu la petite vérole. M. Sandall a obtenu le même résultat chez un petit garçon, et ensuite chez un autre. MM. Roberts et Moseley, à qui l'on niait formellement la nature de la variole chez un enfant qui avait été vacciné, prirent, dans les boutons de ce malade, de la matière pour inoculer la petite vérole à deux enfans bien portans, en qui la maladie communiquée se manifesta en son tems. M. Moseley fit la même épreuve aussi sur deux enfans, avec le pus d'un autre varioleux, antérieurement vacciné, et réussit également. M. Goldsom a fait la même tentative avec un égal succès. On trouve une relation de faits semblables dans l'ouvrage de M. Rowley; j'en ai relaté le nombre dans le résumé des tableaux de cet auteur.

On a dit que le pus *prétendu* variolique de ces inoculés, antérieurement vaccinés, ne donnerait pas lieu à la création d'une matière qui conservât sa propriété contagieuse, en voulant la transmettre à plusieurs individus, par lesquels elle passerait successivement. Alors, MM. Graham, Roberts, Hewsen, Moseley, Richardson, Goldsom, Docker, etc., ont fait voir le contraire. Comment les vaccinateurs pouvaient-ils avancer une proposition qui était déjà réfutée par une multitude innombrable d'expériences, dont les résultats étaient applicables à la solution de la question qu'ils élevaient si inconsidérément, eux qui avaient vu des enfans anciennement vaccinés contracter naturellement la variole, et la communiquer à leurs frères et à leurs sœurs, aussi vaccinés, par la simple fréquentation dans la maison paternelle?

TROISIÈME QUESTION.

Lorsqu'il s'est écoulé un tems considérable après la vaccination, peut-on espérer de ne plus contracter la petite vérole?

C'est assez ordinairement dans le cours de l'année qui s'écoule depuis l'époque de la vaccination, qu'on peut être atteint par la petite vérole, depuis la cessation des symptômes qui se déclarent dans la vaccine, jusqu'au douzième mois. Plusieurs enfants et des adultes ont été atteints de variole, naturelle ou inoculée, 18 mois, 2 ans, 3 ans, 4 ans, 5 ans, 6 ans, 7 ans, 13 ans, 15 ans, 25 ans, 28 ans, et davantage, après la vaccination; et, parmi ces sujets, on compte le dernier qui avait eu une vaccine naturelle très-violente, prise autrefois en trayant des vaches infectées. Ce fait est cité par M, Woodsorde, et relaté avec d'autres semblables, dans l'ouvrage de M. Rowley, sous le n°. 150. Les médecins de Troies prétendent que la qualité préservative de la variole attribuée à la vaccine, s'anéantit après dix ans révolus : ils n'ont pas observé avec assez d'attention; cet attribut n'existe dans aucun tems; cette vérité est prouvée ci-dessus, et le sera encore par la suite bien plus évidemment.

QUATRIÈME QUESTION.

Est-il vrai que les individus vaccinés ont une variole plus modérée dans ses symptômes, que ceux qui n'ont pas subi ce genre d'inoculation?

Avant de répondre par les faits à cette étrange question, permettez-moi, Messieurs, de vous demander comment il se fait que la variole, qui, selon les vaccinateurs, ne peut jamais atteindre un vacciné, par quelque voie et de quelque manière qu'il soit exposé à l'action du virus varioleux, devienne cependant moins dangereuse chez les sujets qui ont été soumis à la vaccination ? N'admirez-vous pas la hardiesse avec laquelle ces nouveaux savans avancent les inexplicables contradictions dont ils composent leur doctrine; et c'est ce simulacre de doctrine, qui a fait en Europe une si prodigieuse fortune ! J'avais dit que je m'abstiendrais de toute remarque.

Deux enfans vaccinés, en novembre 1800, ont contracté, en février 1801, une petite vérole, dont *ils ont horriblement souffert*; ce sont les expressions de M. Rowley, nᵒˢ 7 et 8. Deux ans après la vaccination, l'enfant de M. Garton a eu une variole confluente, nᵒ 13. Un enfant vacciné en 1801, a contracté en 1803 une petite vérole maligne, nᵒ 14. Petite vérole confluente sous les nᵒˢ 65, 72, 104, 152, 175, 196, 197, 198, 204, 207, 247, 262, 264, 275, 300, 361, 362, 374, 375, 458, 465, 470, etc. Je ne rappelle ici que celles qui exposaient les malades au danger de perdre la vie; les autres ont été désignées avec les bénignes. Ajoutons maintenant à ce nombre celui des vaccinés morts de la petite-vérole, après la vaccine.

M. Jenner avait vacciné, en avril 1799, les deux enfans de M. Staller, à Oxfort; 18 mois après la vaccination, ces enfans ont été atteints d'une petite vérole qui a causé la mort de l'un d'eux, nᵒ 1 et 2. Permettez-moi, Messieurs, de me borner à rapporter seulement les numéros sous lesquels sont inscrits les varioleux qui ont perdu la vie, après avoir été antérieurement soumis à la vaccination, 4. 15. Quant à ce dernier, vous me pardonnerez de vous faire remarquer que c'est une fille qui avait contracté cette variole mortelle, après avoir eu autrefois une vaccine naturelle très-violente, en trayant des vaches infectées : or, s'il y avait un virus vaccin véritablement préservatif de la variole, ce serait bien, à coup sûr, celui que nous désignons. Il vous a été cité ci-dessus un événement semblable, à la mort près. Vous connaissez maintenant l'efficacité du préservatif de la variole, qu'on a tant prôné; mais continuons.

Nᵒ 27; sous le nᵒ 50, 2 morts; 59, 64, 71, 79, 80, 92, 110, 125, 136, 137, 142, 146, 151, 164, 202, 214, 233, 241, 242, 243, 273, 279, 280, 299, 311, 360, 449, 451, 455, 461, 462, 477, 478, 504.

. Vous jugez, Messieurs, quelle est la salutaire influence de la vaccine sur le dangereux caractère de la variole future, dont il est impossible qu'on soit attaqué puisqu'on a été vacciné; d'autant, ajoutent les partisans de la vaccine, que le virus vaccin a *le pas* sur le varioleux, l'arrête, s'il paraît, le dissipe et l'anéantit. Ces messieurs ne sont point avares de fastueuses promesses, dont il paraît que nous ne verrons pas de sitôt l'accomplissement.

CINQUIÈME QUESTION.

Les vaccinateurs disent que nous prenons mal à propos pour une petite vérole, une éruption d'une autre espèce de maladie : faut-il les en croire sur leur parole ?

Nous répondons, qu'est-ce qu'une affection aiguë, éruptive, qui se déclare avec les syptômes de la variole, qui a la même marche, les mêmes accidens, la même espèce de suppuration, de dessiccation, de contagion, qui procède des mêmes sources de propagation, naturelle ou artificielle et qu'on connaît pour petite vérole, depuis que ce fléau a été introduit en Europe, si ce n'est la petite vérole elle-même? Les vaccinateurs, ou sont la plupart sans foi, ou de la plus parfaite ignorance, en appelant *variolette*, cette affection, quand elle se déclare à la suite de la vaccination; mais la différence de leurs symptômes ne permet pas de les confondre; j'ai indiqué avec exactitude les signes de l'une et de l'autre, et la marche particulière de chacune d'elles, dans mon ouvrage sur les *Maladies des enfans*; j'y renvoye le lecteur. Cependant ceux de nos adversaires, qui n'ont pas les connaissances suffisantes pour exercer convenablement leur profession, peuvent tomber en erreur, sans s'en douter, dans le cas que je vais désigner.

Chez les individus en qui le sang surabonde en sérosité, les boutons varioleux se remplissent d'un pus si séreux,

qu'il est quelquefois très-difficile de procurer à cette sérosité la consistance purulente; l'on n'y parvient même jamais
chez quelques-uns de ces varioleux. Dans cet état de choses, les pustules présentent l'aspect de la petite vérole
cristalline; elles sont en général aussi grosses que les plus
amples qui puissent se former dans la variole ordinaire :
c'est pourquoi leur dessiccation est lente, et leurs croûtes
très-minces ; ce qui leur ferait contracter quelque ressemblance avec la vaccine, si la couleur du liquide, contenu
dans les pustules de la variole cristalline, n'était pas d'une
nuance beaucoup moins foncée en jaune que le pus de la
vaccine, et s'il était pardonnable de confondre ensemble les
symptômes et la marche de ces deux maladies. Le fait suivant éclaircira la question que je traite.

M. Andry fut appelé chez un homme d'âge fait, atteint
d'une hydropisie anasarque; le tissu des parties extérieures
était excessivement gonflé de sérosité. M. Andry apprenant
que ce malade n'avait pas eu la petite vérole, la lui inocula.
L'éruption se fit avec une très-grande facilité, et les boutons parurent en très-grand nombre. Au lieu de matière
purulente, ils se remplirent d'une telle quantité de sérosité,
que la plupart égalaient le volume d'une noix. Par ce
moyen le malade fut guéri de l'hydropisie.

Nos adversaires devraient sans doute, après les détails
dans lesquels je suis entré, sur la différence de la variole
vraie et de la variolette, ne plus oser avancer que la petite
vérole que tout le monde a, comme eux, sous les yeux, est
l'adutérine ; mais ils n'en feront rien. Ils laisseront donc
toujours apercevoir, sans en rougir, l'emploi habituel
qu'ils font des subterfuges de toute nature, pour entretenir la séduction par laquelle ils se sont emparés de la crédu-
lité de la multitude.

S'ils supposent que c'est une maladie nouvelle, ce qu'ils
n'ont pas osé affirmer, nous répondrons qu'on ne connais-

saît point cette fièvre éruptive, avant qu'ils eussent mis la vaccination en vogue. Ce serait donc une nouvelle cause d'affliction dont ils auraient accablé l'espèce humaine ; comme si elle n'avait pas assez de ses anciennes infortunes. Cependant si par ce qui précède et par l'observation, il est évident que cette maladie n'est pas et ne peut pas être autre chose que la petite vérole, clairement manifestée par ses caractères spécifiques, appartenant à elle seule, il faudra donc qu'ils conviennent qu'ils ne distinguent pas d'une autre, une éruption qui n'a jamais été douteuse pour les femmes des champs, et pour les petits enfans, dans les cantons où l'on est dénué des idées les plus communes : d'où vous concluerez, Messieurs, que les savans de Paris feraient sagement de prendre quelques leçons des hommes les plus idiots de la France, qui les instruiraient par quels signes on distingue la petite vérole de toute autre maladie.

Cependant, si quelques-uns des vaccinateurs les plus à la mode, étaient convenus que la vaccine ne préserve pas de la variole, ainsi que l'un d'eux l'a avoué à M. Desfontaines, ne seriez-vous pas convaincus, Messieurs, que ceux-là sont des fourbes qui agissent contre leur conscience, et par conséquent font profession d'un nouveau genre de délit, pour se procurer une fortune mal acquise? Je m'arrête à cette désolante réflexion, de crainte d'être entraîné, malgré moi, par un sentiment d'indignation dont je ne serais pas le maître de réprimer les élans, même en votre présence, en parlant d'une si punissable conduite, et par conséquent je m'écarterais des bornes de la modération dans lesquelles je dois me renfermer par respect pour vous.

Il vous est maintenant démontré, Messieurs, que la vaccine n'est nullement le moyen préservatif de la petite vérole : il l'est également que l'inoculation vaccinale ne tempère point la violence, si fréquemment observée, de cette maladie, et si anciennement reconnue pour meurtrière : il

paraît au contraire qu'elle exaspère souvent son caractère de malignité. Il ne nous reste donc, pour prévenir
les malheurs qu'elle occasionne, que l'emploi d'un moyen
inoculatoire qui dissipe les dangers inhérens à cette fièvre
éruptive, toutes les fois qu'il existe une altération manifeste ou occulte dans nos liquides. Cet objet, important pour
la réussite de l'inoculation varioleuse, fera la matière d'une
discussion aussi briève qu'il sera possible, et aménera à la
conviction qu'on peut modifier la nature d'une variole qui
aurait été mortelle, de manière à la rendre bénigne au
point de ne laisser aucune autre trace de son existence
passée, que les cicatrices qui sont le produit de son inoculation.

Dans ce qui suit nous rendrons compte des effets immédiats de la vaccine, indépendamment de toute complication avec la variole.

SIXIÈME QUESTION.

La vaccine est-elle quelquefois accompagnée d'une mala-
ladie reconnaissable par ses symptômes? Les vaccinateurs répondent : *Tout le changement sensible que l'on
peut apercevoir dans la vaccine, se passe sur la partie
sur laquelle a été faite la piqûre, et cette opération
n'entraîne point de maladie générale sensible.* Ailleurs :
*La vaccine trouble à peine les fonctions de celui qui
l'éprouve.* Plus loin : *Plus on observe la vaccine, plus
on admire sa bénignité.* Plus loin : *La vaccine n'est jamais une maladie; elle se borne aux boutons des piqûres.* Ailleurs encore : *Nous pouvons dès à présent
nous réjouir de ce que des affections aussi légères et
aussi fugitives, produites par l'insertion du virus de la
vaccine, mettent les hommes à l'abri de la contagion
de la petite vérole, etc.*

Vous avez déjà remarqué, Messieurs, quelques contra-

3

dictions des vaccinateurs , dans les éloges emphatiques qu'ils font de leur nouvelle méthode. L'un dit : que *toute action se passe dans le lieu où s'est faite la piqûre* ; que par conséquent il n'existe *point de maladie générale, sensible.* Un autre , après avoir avancé que la vaccine *n'est jamais une maladie* , ajoute dans un autre page, qu'il faut se réjouir de ce que *des affections aussi légères et aussi fugitives* , etc. Mais des affections légères supposent une maladie. Nous aurons occasion de vous dévoiler des contradictions d'une autre nature. Venons aux faits. Nous allons d'abord vous faire connaître la gale vaccinale simple, avant de vous présenter les effets qu'elle produit chez les vaccinés , quand elle se complique avec d'autres accidens.

M. Guitton , jeune médecin, qui avait remporté tous les prix qu'on distribue annuellement aux écoles de médecine , consentit , malgré mes réflexions , à vacciner une petite fille de M. Roard. Au moment où les pustules vaccinales commençaient à se flétrir , je l'engageai , en lui faisant connaître les motifs qui établissaient la solidité de mon conseil , à appliquer sur l'heure deux amples vésicatoires aux bras de cet enfant. Il avait cru prévenir tout accident , en multipliant beaucoup les piqûres sur les extrémités supérieures et inférieures. Malgré les vésicatoires , il s'éleva sur la peau , d'abord à la figure , une gale vaccinale qui s'étendit partout dans peu de jours , mais dont les plaques étaient en général assez séparées. Cette éruption fut à peine accompagnée de fréquence dans le pouls; aussi est-ce la plus modérée de toutes celles que j'aie vues. Cependant nous ne sommes parvenus à la dissiper , quelques efforts que nous ayons faits , qu'après plus de dix-huit mois de soins assidus. Depuis la vaccination , cette enfant m'a toujours paru faible : elle est maigre , malgré qu'elle ait grandi à-peu-près autant que le comporte son âge. Je dirai dans son tems pourquoi les enfans qui ont le moins souffert dans le cours de la maladie suscitée par la vaccine , perdent en très-grand nombre la vigueur de leur constitution , et à quels accidens la plupart sont assujettis , souvent après plusieurs années , à dater de l'époque de la vaccination.

Madame Marquet , épouse d'un propriétaire d'une filature , rue de la Roquette , faubourg Saint-Antoine , voulut, malgré mes avertissemens, faire vacciner son premier enfant. Je fis à M. Marjolin mes remarques sur les dangers auxquels cet enfant serait exposé ; je le déterminai à ne pas attendre la dessiccation des pustules vaccinales , pour attirer au dehors une partie des levains qui resteraient mêlés au sang : en outre , d'administrer des antiseptiques , acidulés avec l'acide sulfurique ; des cordiaux , quand les circonstances le commanderaient , etc. Sur la fin de la maladie , il se répandit sur tout le corps du malade une gale vaccinale très-abondante , avec une fièvre qui avait des exacerbations vives et irrégulières. Deux ans de traitement ont à peine suffi pour guérir cet enfant. Dans la première année surtout , les accidens ont eu une telle gravité, que nous n'espérions pas que ce vacciné vécût plus de vingtquatre heures , chaque fois que nous étions appelés pour le secourir , tant ses forces étaient anéanties dans un trèscourt espace de tems ! ces accidens se sont renouvellés tout-à-coup , environ huit ou dix fois , dans les époques où l'enfant paraissait récupérer ses forces , et où la guérison semblait marcher d'une manière graduelle et assurée. Cet enfant, depuis à-peu-près quatre ans , porte encore , à l'un des bras , l'écorce de garou qui entretient un écoulement qui a subsisté sans cesse , sans que son bras paraisse se cicatriser. Son frère cadet , malgré les chagrins cuisans que le premier avait causés à sa mère , a été vacciné. La maladie s'est terminée assez heureusement, et il paraissait avoir récupéré sa première santé. A-peu-près un an à la

suite de la vaccination, il s'est élevé une tumeur considérable à la mâchoire inférieure droite, vers son angle, qui
dans moins de trente-six heures, suivant le témoignage de
la mère, s'est étendue jusqu'au-dessus de l'œil du même
côté, et par en bas, jusqu'à la clavicule, et dans ce court
laps de tems, la tumeur avait acquis dans son centre une
grande solidité. Quoiqu'elle fût douloureuse, les chairs
avaient à peine une teinte rouge très-faible; ce qui me
faisait augurer qu'une inflammation fausse de cette nature se résoudrait fort difficilement, et serait suivie d'une
suppuration sourde, dont sortirait un pus de mauvaise qualité. Cela est arrivé ainsi : mais la quantité de matière à
laquelle on a procuré une ample issue, n'est pas conce-
vable. L'écoulement a été long-tems prolongé. On croyait
le malade guéri, lorsque l'engorgement a été complètement dissipé. Un an après cette cure, en apparence absolue, le même accident s'est renouvelé, a eu la même
marche, et la même terminaison.

La base de ces tumeurs a été très-longue à dissiper,
malgré la suppuration. L'intervalle, qui a eu lieu entre les
deux accidens consécutifs, n'a rien d'étonnant après les
exemples que nous rapporterons ailleurs; car, dans ce premier article, je ne voulais parler que de la gale vaccinale:
nous ne pouvons donc pas regarder ce vacciné comme
exempt de tout orage pour la suite : les raisons de cette
opinion seront exposées dans la série des faits contenus
dans le paragraphe destiné à donner connaissance des observations qui concernent les complications d'accidens
qu'on remarque dans la gale vaccinale.

On croirait que les deux avertissemens qu'ont donnés
les accidens des deux aînés auraient empêché qu'on ne
vaccinât le troisième : point du tout ; ce dernier a perdu
la vie des suites de la vaccine. On a attribué sa perte à
l'issue d'une dent molaire : car les vaccinateurs sont dans

la *louable*-habitude de dissimuler, sans rougir, les vérités les plus évidentes. Au reste, je tiens ce fait de la
mère, et je me hâte d'en faire note pour l'insérer à la
fin de l'article qui concerne ce qui s'est passé chez les
deux frères.

M. Pelletan nous disait, il y a quelques semaines, à
M. Percy et à moi, qu'au nombre des maladies pour
lesquelles il avait été consulté, survenues à la suite de la
vaccine, il lui avait fallu au moins un an pour guérir une
ophtalmie. Dans l'ouvrage de M. Rowley on trouve des
exemples de la même maladie, qui a eu quelquefois une
durée plus prolongée, et qui s'est d'autres fois terminée
par la cécité. . . . .
. . . .

J'interromps ici l'ordre que j'avais cru devoir suivre
dans le cours de cet ouvrage; par conséquent, je ne continue pas la partie qui suit, comme elle avait été lue à
l'académie. Pour ne pas abuser du tems que m'accordait
cette compagnie, j'avais fait une classe particulière de
chaque espèce générale d'accidens qu'occasionne la vaccine, et, pour abréger les réflexions de M. Rowley,
je n'indiquais que les numéros relatifs à chaque nature de
symptômes. Mais les gens de la secte dont je combats la
funeste doctrine, sont toujours prêts à nier la réalité des
faits qu'on oppose à leur système, et à saisir les prétextes
les plus frivoles pour assurer qu'on altère la vérité, même
en présentant les observations dans un ordre plus convenable, quand on les tire de l'ouvrage d'un autre auteur :
ils prêtent à leurs adversaires leur infidélité à cet égard.
Pour prévenir cette mauvaise contestation, je ferai imprimer en leur entier, les tableaux du médecin anglais,
sans me permettre le plus léger changement. Par ce
moyen les lecteurs acquerront une conviction plus parfaite des dangers de la vaccine. Aux tableaux de M. Row-

ley je joindrai celui que m'adresse M. Moreau, résidan
à Longsol en Champagne. On verra qu'il s'exprime dans
la lettre qu'il m'a fait l'honneur de m'écrire, d'une, manière très-peu favorable aux vaccinateurs.

Cette particularité me rappelle un trait de la conduite
de ces novateurs, bien propre à nous donner une juste
i lée de leur moralité. Six d'entr'eux se trouvaient réunis
dans une assez grande cité, à environ trente lieues de Paris,
en présence d'un médecin qu'ils croyaient membre de leur
secte impie. Ils se félicitaient des profits qu'ils retiraient
de la vaccination. Payés à 3 liv. par tête de vacciné, le
gouvernement leur accorde encore une gratification annuelle. L'un d'eux, peut-être un peu plus clairvoyant que
ses compagnons, leur fit comprendre qu'ils obtenaient
plus d'argent qu'ils ne le pensaient, en continuant à étendre
l'usage de la vaccine : « Pour moi, leur dit ce misérable,
je me suis livré à ce genre d'inoculation, parce que
chaque opération se paie ; mais j'ai pour motif, mieux
calculé, par rapport à mes intérêts, les maladies que
cette méthode occasionne si fréquemment, qu'on pourrait dire, la plupart du tems, soit pendant le cours
de la vaccine même, soit dans les tems postérieurs, et
comme elles sont d'une longue durée, j'en retire des sommes considérables. Je suis surpris que vous n'ayez pas fait
cette remarque. » Voilà un admirable trait de la *moralité*
des vaccinateurs. Celui dont j'ai rendu compte à l'académie, en présence de M. Desfontaines, de qui je le te-
nais, confirme l'idée que nous nous sommes faite ou de l'i-
gnorance ou de la mauvaise foi, déjà trop évidemment
prouvée, des hommes dont nous parlons.

Suivent les tableaux de M. Rowley, que nous trans-
crivons sur la troisième édition de son ouvrage, qui a été
traduit et imprimé à Paris en 1807, chez Giguet et Mi-
chaud, rue des Bons-Enfans, n° 34.

TABLEAUX *contenant plus de cinq cents exemples d'accidents occasionnés par la vaccine.*

Noms, demeures, et âge des personnes vaccinées. — Noms des praticiens qui les ont vaccinées. Epoque de la vaccination. — Accidents.

1, 2. Les deux enfants de M. Slatter, à Oxford, vaccinés par le docteur Jenner, en avril 1799, eurent la petite vérole dix-huit mois après ; l'un en est mort.

3. L'enfant de M. Baille, âgé d'un an, vacciné par M. Jenkins, en avril 1799, eut la petite vérole en février 1801.

4. Dix enfants avaient été vaccinés par M. Robinson, en 1799. L'un mourut de la petite vérole naturelle qu'il prit étant dans la paroisse, quoiqu'il eût été inoculé avec du virus variolique un mois avant, comme les autres, mais sans effet.

5. R. Karling, n. 18, George-Street, âgé de six ans, vacciné par M. Robert en 1800, eut la petite vérole naturelle en janvier suivant.

6. Les trois enfans de M. Thos Alexandre, n. 368, Strand, vaccinés avec du virus pris de l'institution du docteur Pearson, en novembre 1800; les deux filles eurent la petite vérole en décembre 1800 et janvier 1801, et la communiquèrent à l'enfant de M. Harding, n. 342, Oxford-Street, chez qui elle se montra très-maligne. Après la vaccination, on a remarqué aux bras de ces enfants des inflammations et des ulcères. Je les vis avec M. Potier.

7, 8. Deux enfants à Leeds, en Yorkshire, vaccinés en novembre 1800, eurent la petite vérole en février 1801, et en souffrirent horriblement.

9, 10. L'enfant de M. Green et celui de M. Mitchell, à Malden, Essex, vaccinés en 1801, reçurent tous deux la petite vérole par inoculation.

11. Le fils de M. C-e, Great, George-Street, vacciné en 1801, mourut à la suite de la vaccination.

12. L'enfant de M. D-ns, Weymouth-Street, vacciné en 1801, eut un bras ulcéré, ce qui faillit lui devenir funeste.

13. L'enfant de W. Garton, Old-King-Street, à Bristol, âgé d'un an, vacciné par le docteur Fox, en 1801. A la vaccination succéda une gale vaccinale horrible, et deux ans après il fut atteint d'une petite vérole confluente.

14. E. Bozzard, à l'Amstrongsyard; vacciné à l'institution du docteur Pearson, vacciné en 1801. Après la vaccine il eut la gale, des ulcères; la fièvre....., et fut atteint d'une petite vérole maligne en janvier 1803.

15, 16. Deux servantes, dont l'une demeure encore chez M. Gamble, à Bungay en Suffolk, avaient eu la vaccine en trayant les vaches; l'une d'elles prit la petite vérole, à l'hôpital de Yarmouth, et en mourut; l'autre la prit également, mais elle en revint.

17. Le fils de C. Hillams, n. 44, Castle-Street, âgé de six mois; vacciné à l'institution de Golden-Square, eut la petite vérole deux ans après, et la communiqua à son frère. M. Robert de Warwick-Street, inocula avec le pus de ces enfants.

18. La fille de M. Hart, Adam-Street, âgée de trois ans, vaccinée à l'hôpital de petite vérole, en octobre 1802, fut atteinte en mars 1803, de la petite vérole qu'avait un parent inoculé par M. Robinson, Duke-Street.

19. Le fils de M. Semon, Noname-Court, âgé de trois ans, vacciné par M. Morris, en avril, 1803, eut la petite vérole en juin 1804.

20. La fille de M. Goulds, n. 38, Bow-Street, âgée de deux ans, vaccinée à l'hôpital de petite vérole, en mars 1804, eut la petite vérole en mars 1805; je fus appelé pour traiter cette malade.

21. Le frère de la précédente, âgé de trois ans, vacciné par M. Brown, Camberwell, eut la petite vérole de sa sœur, quoiqu'étant vacciné, et portant des marques de l'opération au bras. Je l'ai traité comme j'ai dit.

22. Deux demoiselles de Sloane Street, dont une âgée de dix et l'autre de quatorze ans, vaccinées par M. Richards, Sloane-Street, en septembre 1804. En septembre 1805, elles furent inoculées toutes deux par le même médecin, et subirent toutes les crises de la petite vérole.

23. Le petit fils de M. Varley, Broad-Street, âgé de trois ans, vacciné par M. Wheelar, Oakingkam, en 1802, inoculé ensuite par M. Sandall, Windmille-Street, il passa par toutes les crises de la petite vérole.

24. Le fils de M. Gray d'Oakingam, âgé de deux ans, vacciné du pus de l'enfant précédent, fut inoculé ensuite, et eut la petite vérole.

25, 26. Les fils de M. Engelfield Assembly-House, Kentishtown, l'un âgé de deux ans, l'autre de onze mois, vaccinés par M. Sandys, en janvier 1805. Quoique nés de parents très-sains, ces deux enfants furent attaqués de toutes les maladies que la vaccine amène, de la gale vaccinale, des écrouelles, d'ulcères, d'abcès...... L'un des deux mourut; je soigne encore l'autre.

27. L'enfant de M. Bambridge, n. 17, Adams-Street, âgé de cinq ans, vacciné par M. Wachsell, à l'hôpital de petite vérole, en février 1800. Le 5 mars 1805, M. Burnett fut appelé pour traiter cet enfant, ayant une petite vérole confluente; après plusieurs symptômes alarmans, cette pauvre victime perdit la vue de l'œil droit, et mourut le seizième jour de la maladie. Je vis cet infortuné avec plusieurs personnes.

28. La sœur du précédent, âgée de trois ans, vaccinée en octobre 1802, prit la petite vérole en mars 1803, de sa sœur cadette, que M. Burnett avait inoculée. Ce fait a été

remarqué par nombre de persohnes ; les vaccinateurs le nièrent.

29, 3o. P. Edwards, et C. Walter, Berkeley-Street, âgés l'un de trois mois, l'autre de deux ans, vaccinés par M. Tuson. Alors M. Burnett inocula ces deux enfants, et fit paraître, en dépit de ces messieurs, tous les symptômes de la petite vérole.

31. L'enfant d'un marchand de vin de Westminster, vacciné par M. Tuson, eut après la vaccination une fièvre maligne putride, et mourut couvert d'escarres gangreneuses.

32. P. Cozens, Maddox-Street, âgé de trois ans, vacciné en juin 1804, eut un mal violent aux yeux, une tumeur glanduleuse à l'oreille.

33. E. Davis, Kings-Arms-Place, âgé de seize mois, vacciné en mai 1804, eut la gale vaccinale depuis l'époque de la vaccination.

34. Miss E. Lutwidge, nièce de M. Paxon, vaccinée à Hamptead, eut deux ans apès la petite vérole.

55. Le petit garçon de M. Nicholson, North-Street, n. 2, âgé d'un an et six mois, vacciné en juin 1803, eut la petite vérole en juin 1805, malgré les marques manifestes de la vaccination. J'ai observé ce cas avec beaucoup d'autres praticiens.

36. Le fils de M. Joule, n. 2, North-Street, âgé de cinq ans, vacciné à l'hôpital de petite vérole. C'est de l'état affreux de ce malheureux enfant que j'ai donné une faible idée par la gravure n. 1. (Voyez cette gravure au frontispice.) Dans cette figure, on remarque une tumeur horrible ; à gauche une large suppuration, et une enflure semblable commence à naître sur la joue droite. En outre, cet enfant a un coude très-malade. J'ai donné connaissance de cet accident dans mon cours public, en 1805.

37. El. Keen, n. 12, Bulstrode-Mews, âgé de deux

ans trois mois, vacciné le 10 mai 1805, eut la petite vérole le 29 mai.

58. W. Reen, n. 12, âgé de cinq mois, vacciné le 10 mai 1805, eut la petite vérole le 29 mai.

59. Sarah-Gordon, vaccinée à l'hôpital de petite vérole, a eu la petite vérole quatre ans après. J'ai vu celle-ci ainsi que le suivant.

40. George Goidou, vacciné à l'hôpital de petite vérole, a eu la petite vérole quatre ans après la vaccine. J'ai vu celui-ci ainsi que le précédent.

41, 42, 43. Les trois enfants de M. Smith, Charles-Sreet, vaccinés, l'un en 1799, l'autre en 1802, et le dernier en 1801. Tous les trois eurent la petite vérole en juin 1805, et en subirent, sous mes yeux, toutes les crises.

44. M. Simmons, fermier, près Buntingford, vacciné en 1802, prit une petite vérole très dangereuse, dont il mourut en juin 1805.

45. L'enfant de M. Brown, Barlow-Street, vacciné par M. Stome, en 1801, fut malade depuis l'époque de la vaccination; il eut des convulsions, et mourut bientôt après, ayant les poumons en suppuration.

46. El. Stokes, Swallow-Srect, n. 12, âgé de six ans, vacciné par M. King, en 1800, eut la petite vérole en juillet 1805. Je fus témoin de ce fait avec plusieurs membres de la faculté.

47. Master J. Wall, Peter-Street, n. 52, âgé de deux ans, vacciné à l'institution de M. Jenner, Castle-Street, eut la petite vérole en juillet 1805. Quand je fus visiter cet enfant avec M. Sandall, il était dans la crise de suppuration.

48. L'enfant de M. Oven, Sion-Place, à Petouville, âgé de deux ans, vacciné en décembre 1804, prit la petite vérole de son frère et de sa sœur : tous deux moururent de cette maladie en 1805.

49. L'enfant de M. Summet, âgé de six ans, vacciné à la campagne, prit la petite vérole des enfants de M. Oven, et en subit toutes les crises en juillet 1805.

50. Charles Farley, âgé de sept ans. 51. Anne Staris, âgée de sept ans. 52. Anne Vime Evangelist, âgée de sept ans. 53. Jas-Woodwart, âgé de trois ans. 54. Jane Starris, âgée de trois ans. 55. Jane Water. 56, 57. Eliz Nicholson, âgé de trois ans. John —, âgé de trois ans. Tous vaccinés à Batterseafields, dans la même maison, par un médecin de Great-Queen-Street, en 1804. Ils eurent tous la petite vérole en mai 1805. Les deux derniers (56 et 57) en moururent. Les autres eurent la gale vaccinale. J'ai vu ces infortunés avec plusieurs membres de la faculté, et je puis dire que leur aspect était affreux. Le docteur Moseley et M. Roberts les ont traités. Ces huit exemples très-connus ont été exposés en détail dans mon cours public.

58. L'enfant de M. Puddephat, n. 24, Tichborne-Street, âgé de deux ans, vacciné par M. Robinson, Duke-Street, eut la petite vérole, et était couvert de pustules en août 1805, quand j'allai le voir. Ce fait a été observé et reconnu par les membres de la faculté.

59. M. J. Adams, vacciné par M. Robinson, Duke-Street. Après avoir eu la vaccine casuellement, il prit une petite vérole très-maligne, et mourut le onzième jour.

60, 61. Deux enfants de M. Colbech, n. 3, Portland-Street, âgés de trois ans, vaccinés par M. Robinson, Duke-Stret, en 1801. L'aîné prit la petite vérole naturelle en septembre 1805, et la communiqua à l'autre. Je les vis tous deux, et M. Graham inocula avec leur pus.

62, 63. Deux enfants chez M. Okey, vaccinés en 1801. Je les vis avec plusieurs messieurs de la faculté, dans la petite vérole, en 1805. Nous en prîmes de la matière pour inoculer ; MM. Hyde et Roberts en firent autant et avec succès.

64. Les enfants de M. Pickering, Crown-Street, vaccinés à l'établissement de Golden-Square, n'eurent pas un
moment de santé depuis : l'un mourut il y deux ans, et
l'autre, étant dans un très mauvais état, est maintenant
soigné par moi.

65. F. Walker, chez le duc de Devonshire, âgé de vingt-
deux ans, ayant eu la vaccine casuellement à l'âge de sept
ans, prit ensuite une petite vérole confluente.

66. M. Milles, Seymour-Place, âgé de vingt-trois ans,
vacciné casuellement, eut la petite vérole, confluente après
la vaccination.

67, 68, 69. Les trois enfants de M. Codling, vaccinés
casuellement, furent inoculés; et subirent toutes les crises
de la petite vérole.

70. Une jeune femme à Chelsea, vaccinée à Hampton,
eut la petite vérole; j'allai la voir sur la demande de
M. Graham, qui inocula beaucoup de personnes avec du
pus de ses pustules.

71. L'enfant de M. Carrier, Crown-Street, vacciné à
l'établissement de Golden-Square, eut la petite vérole trois
mois après, dont il mourut.

72. La fille de M. Cottis, n. 19, Great-Yorkmews,
âgée de deux ans et sept mois, vaccinée à l'établissement
de Golden-Square, en 1804, eut une petite vérole très
grave en 1805, et fut aveugle pendant six jours. Je la
vis ; elle est horriblement défigurée.

73. L'enfant de M. G. Pearce, n. 24, Great-Yorkmews,
vacciné à l'établissement de Golden-Square en 1804. J'ai
vu cet enfant ayant la petite vérole en juillet 1805.

74. L'enfant de M. Miles, n. 2, Middlesen-Place, vacciné à l'établissement de Golden-Square, en 1801, vient
d'avoir la petite vérole.

75. L'enfant de M. Weston, Paradise-Street, âgé de
trois ans six mois, vacciné à l'établissement de Golden-

Square, en 1802, a eu la petite vérole trois ans après. Je lui vis la cicatrice de la vaccination au bras.

76. L'enfant de M. Beatie, n. 12, Barlow-Street, vacciné à l'établissement de Golden-Square, en 1802, eut même cicatrice au bras. En juin 1805, il prit la petite vérole d'un enfant inoculé par le docteur Young.

77. L'enfant de M. Little, n. 12, Barlow-Street, âgé de cinq ans, vacciné à l'établissement de Golden-Square, en 1802, eut la même cicatrice au bras. Il eut la petite vérole trois ans après, en juillet 1805.

78. Le fils du capitaine **, Rotherbite, vacciné à l'établissement de Golden-Square, en 1802, vient d'avoir la petite vérole.

79. L'enfant de M. Finvey, n. 7, Baretts-Court, âgé d'un an et cinq mois, vacciné à l'établissement de Golden-Square, en 1805, eut une petite vérole confluente, dangereuse, cinq mois après, vint à l'hôpital Mary-le-Bone, et y mourut.

80. L'enfant de M. Blake, n. 5, Baker-Street, vacciné à l'établissement de Golden - Square, en 1805, eut une petite vérole d'une espèce confluente très-mauvaise, et mourut en mars 1805.

81, 82. Les deux enfants du fermier B—, à Chiswick, vaccinés à l'établissement de Golden Square, en 1805, eurent (d'après le rapport de M. Curtis de Chiswisck), une horrible gale vaccinale, couvrant la figure comme d'un masque.......

83, 84. Les deux enfants d'une dame, à Kensington, vaccinés à l'établissement de Golden - Square, en 1805, eurent (d'après le rapport de M. Curtis) une horrible gale vaccinale.

85. Anne Tarant, n. 4, Mansfield-Place, Kentishtown, âgée d'un an et dix mois, vaccinée à l'établissement de Golden-Square, en mai 1804, fut couverte de gale vaccinale,

de dangereux abcès , d'ulcères. . dont elle n'est pas encore guérie aujourd'hui...

. 86 , 87. Deux enfants en nourrice chez Stewart, Maiden-Lane , Kentishtown, âgés d'un an et un mois, vaccinés à l'établissement de Golden-Square , en mars 1805, eurent la gale vaccinale aux pieds , des plaies aux oreilles.... Je les soigne encore.

88. Mariane Lewis-Cowlane , à Snowhill , âgée de trois ans et demi , vaccinée à l'hôpital de petite vérole , en avril 1803. Cet enfant (dont M. Rogers parle dans sa lettre à M. Birch) est peut-être celui chez qui les résultats de la vaccine se sont manifestés de la manière la plus affreuse ; son aspect inspire l'horreur. (Voyez la gravure n. 2.) Ses tourmens ont commencé en juin 1804 , par des éruptions à la tête, une gale vaccinale et des abcès bleuâtres. Aux approches du froid , l'enfant était un peu mieux; mais au mois de mai 1805 , la même gale vaccinale , des abcès d'une couleur bleuâtre l'attaquèrent de nouveau sur différentes parties du corps; de la tête aux pieds on ne distinguait plus que de la gale, des amas de matière vaccinale , des ulcères et excoriations. Les douleurs sontsi fortes, que cette infortunée enfant est en délire pendant toute la nuit ; il n'est pas possible de voir plus de misères et de souffrances réunies.

Amis de l'humanité, venez regarder cet objet de compassion , et jugez ensuite le procès de la vaccine ! Je traite actuellement ce malheureux enfant ; il faut attendre du temps le succès de mon traitement, qui consiste en altérants minéraux. J'ai exposé ce fait devant une assemblée de plus de cent médecins , chirurgiens , apothicaires et élèves.

89. L'enfant de M. Bowen, chirurgien, à Harow, fut inoculée après la vaccination, par son père, trois années successives ; la quatrième année enfin, elle eut la petite

vérole. Ce qui prouve que l'ont ne peut pas fixer au juste l'époque à laquelle la petite vérole atteint les personnes vaccinées. Cette observation est importante.

90, 91. Les enfans de M. Hodges de Fulwood's-Rents, Nancy, vaccinés à l'hôpital de petite vérole, eurent tous deux la petite vérole, et leurs pustules ont servi à M. Morgan (comme le comité de vaccine le sait), à inoculer d'autres personnes.

92. Daniel Buttler, chez M. Stone, High-Street, âgé de trente-trois ans, vacciné par M. Ring, en 1800, eut la petite vérole et tomba malade. Le bras où était la pustule vaccinale prit la gangrène et devint noir. Sa maladie augmenta, des pétéchies pourprées se manifestèrent, et il mourut en putréfaction le onzième jour.

93. Mar. Buttler, fille du précédent, âgée de trois ans et demi, à été vaccinée en 1800 Un an et demi après la vaccination, toutes les parties de son corps furent couvertes de gale vaccinale et d'abcès; la tête, les bras, les doigts, le ventre, les jambes et les pieds, tout était attaqué; sa figure en était couverte comme d'un masque. En 1803, cette fille malheureuse, d'un père malheureux, se trouva cependant assez bien ; mais en 1804, les éruptions commencèrent de nouveau, et à une joue on remarquait onze trous.....

Les 22 faits suivans on été observés par MM. Birch, Roger, chirurgiens, et autres.

94. W. Bench, enfant, à l'hôpital St.-Thomas, eut la petite vérole treize jours après la vaccination, novembre 1800.

95. Mary Salloway, *idem*, eut une petite vérole forte, quatre jours après.

96. Un enfant... mentionné par M. Roger, au quinzième jour, eut une éruption variolique.

97. Abr. Stoward, eut la petite vérole après une vaccination régulière..

98, 99. Deux enfants à l'hôpital St.-Thomas eurent la petite vérole après une vaccination régulière.

100. Un homme, à Islington, eut le bras ulcéré après la vaccination, et mourut. Plusieurs médecins de la faculté ont été témoins de ce fait.

101. L'enfant de M. Hall, à Clapham, vacciné le 22 octobre 1801, eut une inflammation qui couvrait tout son corps, le 31 du même mois, et mourut le 16 novembre. Ce fait est également connu de la faculté.

102. L'enfant du capitaine B. (sur sa demande particulière, on garde le silence sur le nom,) mourut de la vaccine.

103. L'enfant du docteur Smyth, Stewart, âgé de vingt-deux jours, vacciné par M. Conadine, en avril 1802, le quatorzième jour après la vaccination, eut une inflammation au bras, qui s'étendit d'une manière alarmante, et fut suivie de tumeurs dures et d'enflures nombreuses, qui se changèrent bientôt en ulcères putrides. Après des tourmens affreux, l'enfant mourut le 1er. octobre 1802. Le père a publié ce fait dans un écrit touchant et pathétique.

104. La fille de S. Newman, n. 6, Nelsons-Place, âgée de huit ans, vaccinée à l'hôpital de petite vérole, eut six ans après une petite vérole confluente.

105. M. Johnson, n. 10, Hart-Street, âgé d'un an six mois, vacciné à la maison centrale Jennerienne, en juin 1803, eut la petite vérole en juin 1805. M. Hewson inocula avec le pus de cet enfant.

106. Suz, Johnson, *idem*, vacciné à l'hôpital de petite vérole, eut une enflure lymphatique glandulaire au cou, et autres symptômes dangereux.

107. John Clay, *idem*. vacciné à l'hôpital de petite vérole, eut quelques mois après la vaccination une gale vaccinale, et depuis ce temps, sa constitution est totalement dérangée.

108. L'enfant de M. Bryant, Sloane-Street, âgé de cinq ans, vacciné par M. Evans, prit la petite vérole en mai 1805;les plus grands vaccinateurs, voyant ce fait, n'y voulurent pas reconnaître aucun syptôme variolique. Le docteur Moseley et M. Roberts prirent cependant du pus de cet enfant, pour inoculer deux autres enfants, ce qui réussit.

109. L'enfant de M. Vincent, épicier, Brompton, âgé de trois ans, vacciné par M. Griffiths, eut la petite vérole en juin 1805. M. Richardson inocula avec le pus de leur petite vérole, deux enfants.

110. L'enfant de M. Brailey, âgé de deux ans huit mois, vacciné à l'hôpital de petite vérole. Cet enfant mourut quarante semaines après, d'une petite vérole confluente.

111. L'enfant de M. Fairbrother, n. 13, Exeter-Street, vacciné par M. Ring, en février 1802, eut une petite vérole complète en juin 1805.

112. M. Smart, Castlecour. Ce fait mérite une attention particulière. Cette fille avait été inoculée dans sa jeunesse par M. Walker. Dix ans après elle fut atteinte d'une violente vaccine en trayant des vaches; elle tomba en délire, et faillit y perdre la vie ; ce fait prouve ce que j'ai dit dans le cours de cet ouvrage, qu'il n'y a point d'analogie entre la petite vérole et la vaccine, puisque celle-ci attaque même ceux qui ont eu la première.

113. Un enfant de M. J. Richardson, fermier Wheeley, auprès de Colchester, vacciné en 1804, par un chirurgien des environs. En mai 1805, il fut inoculé par M. White, et eut un grand nombre de pustules varioliques.

114, 115 : Deux enfants à Beddington, vaccinés en juin 1805, par un ecclésiastique charitable. Ils moururent tous deux de la vaccination. Ce qui prouve que la charité peut bien quelquefois être déplacée. (Communiqué par madame Brennan, première sage-femme à l'hôpital de Queens-Lying.)

116. Un autre enfant du même endroit, vacciné par le

même ecclésiastique, en janvier 1805, fut couvert depuis la tête jusqu'aux pieds de gale vaccinale et d'ulcères.

117. Un enfant vacciné par le même ecclésiastique eut des éruptions varioliques, deux ans après avoir été vacciné. Ces éruptions n'étaient pourtant pas accompagnées de suppuration; chaque praticien doit savoir qu'il y a une espèce de petite vérole qui n'en est pas suivie, ce que j'ai souvent remarqué.

118. Un autre enfant vacciné par le même ecclésiastique en janvier 1805, prit la petite vérole de sa sœur : des éruptions sans nombre couvrirent sa figure. D'autres enfants furent inoculés de la matière de celui-ci.

119. L'enfant de M. Luscombe, à Portsmouth, vacciné par le même ecclésiastique, en janvier 1805; ces faits rapportés par M. Goldson ont été contestés avec beaucoup de chaleur par la faction vaccinale.

120. Un autre enfant vacciné par le même ecclésiastique, eut la petite vérole après la vaccine.

121, 122. Deux autres enfans, vaccinés par M. Weymouth, en mars 1801, furent inoculés en avril 1802, avec de la matière variolique.

123. Un marin, vacciné par M. Rickman, eut la petite vérole.

124. M** vacciné par un célèbre vaccinateur, eut la petite vérole (fait communiqué par un médecin d'Oxfort.)

125. Al. Cullem, n°. 23, Ogle-Street, âgé de six mois vacciné le 2 juillet 1805, eut un affreux ulcère au bras vacciné, et mourut, le 28 du même mois, d'une petite vérole confluente très-maligne. J'ai été témoin de ce fait.

126. Mary A. King, n°. 12, Bulstrodemews, vacciné par les élèves de Mary-le-Bone, eut une petite vérole douce, comme cela a été remarqué chez plusieurs personnes.

127. Deux enfants vaccinés le 13 mai 1805, prirent la petite vérole dans le voisinage où elle dominait. L'aîné prit

de l'*infùsum rosæ;* l'autre guérit sans médecine. Ils avaient tous deux les marques de la vaccination au bras.

128. L'enfant de M. Andra , Sommers-Town , vacciné à l'hôpital de petite vérole , prit ensuite la petite vérole , et l'eut d'une espèce distincte , quoique complète.

129. Mary Badger , n°. 37 , Wilstead-Street , vacciné à l'hôpital de petite vérole , prit la petite vérole naturellement.

130. L'enfant de madame Allouvrie , n°. 31 , Sommers-Town , vacciné à l'hôpital de petite vérole , fut inoculé ensuite , et eut une petite vérole très-mauvaise et maligne.

131. L'enfant de M. Auger , Sommers-Town , vacciné à l'hôpital de petite vérole , eut une petite vérole d'une nature confluente très-mauvaise.

132. L'enfant de M. Marshall , vitrier à Sommers-Town, vacciné à l'hôpital de petite vérole , eut une petite vérole d'une nature confluente très-mauvaise.

133. L'enfant du caporal Tissaman , vacciné à l'hôpital de petite vérole , eut la petite vérole trois semaines après la vaccination. Ces cinq derniers cas ont été communiqués par M. Stevens.

134. La femme de chambre de madame Collier , dans le Strand, âgée de 16 ans, vaccinée en 1801 ; vient d'avoir la petite vérole naturellement , le 28 juillet 1805.

135. W. Wild , n°. 13 , Angel-Street , vacciné par M. Nicolas , en 1803 , vient d'être atteint de la petite vérole naturelle, en août 1805.

136. La fille de M. Bryan, White-Cross-Street , n°. 1 , âgée de onze mois, vaccinée par M. Smith , en juin 1805 eut , neuf jours après l'opération , une petite vérole très-dangereuse , suivie d'éruptions gangréneuses par tout le corps , de boutons pourprés.... dont elle mourut.

137. Le petit-fils de M. Colson , n. 199 , même rue , âgé de deux ans quatre mois , vacciné en septembre 1803 ,

prit une petite vérole d'une nature très-maligne, confluente, avec des boutons pourprés, et mourut dans un état de putridité, à la fin de juillet 1805.

138. La fille de M. Twyford, Wilsden-Green, âgée de neuf ans, vaccinée en septembre 1803, eut en juillet 1805, une petite vérole très-abondante.

139. L'enfant de M. Street, charpentier, Poland-Street, n. 3, âgé de trois ans, vacciné par M. Griffiths, eut de larges tumeurs de chaque côté de la gorge, et autres ulcères, en août 1805.

140. L'enfant de M. Cowen, n. 35, Walcot-Place, vacciné par le docteur Garthshore, eut, dix-huit mois après la vaccination, gale vaccinale, abcès à la joue...

141. Un enfant de campagne, vacciné par un fameux vaccinateur, en 1804, eut une gale vaccinale horrible, et des ulcères. Je le traite actuellement.

142. L'enfant de M. Meredith, Kensington, vacciné à l'établissement Jennérien, en octobre 1803, eut ensuite la petite vérole, dont il mourut le 20 juillet 1804.

143. L'enfant de M. Linard, n. Grafton-Street, vacciné en novembre 1802, eut la petite vérole en octobre 1804.

144. L'enfant de M. Briant, n. 11, Boswell-Court, vacciné à l'hôpital de petite vérole en 1802, eut la petite vérole à la fin de l'année, et a été vu par plusieurs médecins.

145. L'enfant de M. Thorn, Bear-Court, vacciné à l'hôpital de petite vérole, en avril 1804, eut la petite vérole en novembre, et fut vu par plusieurs médecins.

146. L'enfant de M. Perceval, Strand, vacciné à l'hôpital de petite vérole, en avril, 1804, eut la petite vérole dans la même année, dont il mourut.

147. L'enfant de M. Wood, n°. 39, Andrews-Street, vacciné à l'hôpital de petite vérole, en mai 1802, eut une petite vérole au bout d'un an, d'une nature très-mauvaise.

148. Mary Dangel, chez M. Downing, Halton-garden,

vaccinée à l'hôpital de petite vérole, en mai 1802, eut treize ans après une vaccine très-forte (en 1769); elle fut inoculée et eut la petite vérole ; ce qui prouve encore que ni la vaccine naturelle, ni l'artificielle, n'offre de sûreté contre la petite vérole.

149. L'enfant de M. J. Banks, vacciné à l'âge de cinq mois, prit la petite vérole avec une éruption modérée ; mais les enfans inoculés de son pus, échappèrent à la contagion.

150. Madame Dredge, âgée de cinquante-cinq ans, eut autrefois une vaccine assez violente, après avoir trait les vaches Seize ans après, elle fut exposée à la contagion de la petite vérole, sans en être atteinte. Mais au bout de vingt-huit ans, elle reçut la contagion variolique d'un enfant qui demeurait dans la même maison qu'elle... Quels raisonnemens, et quels palliatifs les vaccinateurs ont-ils à opposer à ce fait singulier ? Quelle sûreté peuvent-ils se promettre de la vaccine, si, après vingt-huit ans, celle-ci peut être suivie de la petite vérole ? (Rapporté par le docteur Woodsorde).

151. Un enfant nommé Perch, Hampstead-road, vacciné à Pancraswork-house, mourut quelque mois après, d'une petite vérole confluente très-mauvaise. (Communiqué par M. Pointner, chirurgien).

152. Une jeune femme, à Harefield, vaccinée à Pancraswork-house, eut une petite vérole très-maligne.

153, 154, 155, 156, ***.... Quatre exemples de l'inefficacité de la vaccine, rapportés par quatre praticiens de différentes parties du royaume, et communiqués au comité de la chambre des communes par M. Birch.

157. L'enfant de M. Peers, parfumeur, vacciné à Pancraswork-house, eut la vaccination suivie de gale, abcès, ulcères.... (Rapporté par M. Roger).

158. M. Dyer, d'Oldsodbury, vacciné à Pancraswork-

house , eut la petite vérole après la vaccination.

.. 159. G Cocker , à Pancraswork-house , âgé de quatre mois , vacciné par un apothicaire de Pancras , fut couvert de gale et tourmenté de démangeaisons jour et nuit , eut la fièvre..... C'est avec peine que je suis parvenu à le guérir à peu près , par des altérants.

160. R. Satchfield , fille d'un ouvrier chez M. Bank , Strand , vaccinée à l'âge de cinq mois. Un mois après , on remarqua de petits abcès à la tête et aux bras , qui suppurèrent et s'ouvrirent successivement , laissant ensuite une tache bleuâtre dans la peau.

161. L'enfant du domestique de M. East , Adelphi , vacciné étant au sein de la nourrice.Neuf jours après , il eut de larges abcès qui suppurèrent promptement , et prirent une couleur bleue , différente de celle des inflammations ordinaires.

162. L'enfant de M. Montagne , Esq , vacciné étant au sein de la nourrice , eut la petite vérole , quoique plusieurs vaccinateurs aient soutenu le contraire.

163. Jonh Fowler , Laytonstone, âgé de quatre ans, vacciné étant au sein de la nourrice , eut la petite vérole , et passa régulièrement par toutes ses crises.

164 L'enfant de M. Thornton, à Laytonstone , vacciné à l'âge de neuf mois , eut une petite vérole confluente très-maligne au bout de trois mois , et mourut le 21e. jour.

165. Sarah-Thornton , vacciné à l'âge de neuf mois , eut ensuite la petite vérole.

166. L'enfant de Mary Wall , à Laystonstone , âgé de sept ans , vacciné à l'âge de neuf mois , en 1803. J'ai vu , il n'y a pas long-tems , son corps couvert de gale vaccinale et de plaies écrouelleuses.

167. Jonh Joung, à Laytonstone, âgé de trois ans six mois vacciné à l'âge de neuf mois , en 1803. J'ai vu , il n'y a,

pas long-tems , son corps couvert de gale vaccinale et de plaies écrouelleuses.

168. L'enfant de W.Root,à Laytonstone âgé de trois ans six mois, vacciné à l'âge de neuf mois, eut en août 1805 la gale vaccinale.

169. B. Birch , n. 8 , Barretscourt , vacciné à l'âge de neuf mois, en 1803 , prit la petite vérole en juillet 1805 , et passa par toutes ses crises.

170, 171. Deux enfants en nourrice chez Macy, âgés, l'un de quatre ans , l'autre de trois , vaccinés par M. Walker. L'un reçut la contagion d'un jeune homme dans la même maison, et eut beaucoup de pustules ; l'autre eut une petite vérole bénigne.

172. L'enfant d'Ann-Weal , n°. 154 , Swallow-Street , âgé de cinq ans , vacciné à l'âge de cinq mois , par un fameux vaccinateur du voisinage, eut de mauvaises éruptions, gale vaccinale. Je le vis ainsi que les précédens.

173. L'enfant de M. Norrington , Hampstead-Road , âgé de quatre ans , vacciué par M. Dennet, à l'âge de cinq mois, prit la petite vérole lorsqu'elle régnait dans le voisinage. Il en porte encore les marques dans la figure.

174. L'enfant de M. Wardly , Stangate , vacciné en novembre 1800 , par M. Spencer, prit la petite vérole lorsqu'elle régnait dans levoisinage. Il en porte encore les marques dans la figure. Les pustules étaient très-petites, mais en grand nombre.

175. L'enfant de madame Collin , Hampstead-Road âgé de six ans, vacciné en novembre 1800 par M. Spencer, eut une petite vérole confluente en juin 1805.

176, 177, 178. Trois enfants, Union-Street, n. 5, le premier âgé de six ans, le second du même âge, et le troisième d'un an six mois, vaccinés en novembre 1800, par M. Spencer , eurent tous trois une horrible gale, des écrouelles, dont ils ne sont pas encore guéris.

179. Un enfant chez M. Blanshard Charles-Street, âgé de quatre ans, vacciné en novembre 1800, par M. Spencer, eut la petite vérole.

180, 181. Les deux enfants de M. Warren, Cross-Street, n. 3, âgés de deux ans cinq mois, vaccinés en mai 1805, par M. Griffiths, l'aîné eut à la figure une énorme grosseur; la tumeur s'ouvrit et laissa sortir une grande quantité de matière. Cet enfant souffre encore de la gale et des abcès.

182. Un enfant de la connaissance du chirurgien Reece, vacciné à l'établissement central de Jenner, eut une tumeur et une inflammation au bras, dont il mourut. La mère profondément affligée de cette perte, est inconsolable d'avoir exposé son enfant aux dangers de la vaccine.

183. L'enfant de M. Goodwin, Warren-Street, âgé de deux ans, vacciné à l'établissement central de Jenner 1804, eut une large tumeur au cou, qui suppure, et autres infirmités.

184. L'enfant de M. Hewit, n. 18, Southampton-Court, âgé de cinq ans, vacciné à l'établissement central de Jenner en 1804. Deux ans après, il se forma un large abcès au côté, et qui communique intérieurement avec le thorax; cas très-dangereux !

185. Le petit-fils de Swaine, Long-Acre, vacciné à l'établissement central de Jenner en 1804, eut de larges suppurations aux chevilles des pieds, qui prirent un caractère de mortification. Je l'ai guéri, non sans difficulté, par le quinquina, et l'acide de vitriol.

186. L'enfant de J. Lea, n. 26, Swallow-Street, âgé d'un an, vacciné par M. Ring, eut la petite vérole. Je l'ai vu avec M. Pearson ainsi que les deux suivans.

187. L'enfant de J. Mason, même demeure, vacciné par M. Ring, eut la petite vérole. Je l'ai vu avec M. Pearson ainsi que les deux suivans.

188. Savah Mason, *idem*, âgé de cinq ans, vacciné à la maison n. 5, Golden-Square, en 1804, eut la petite vérole.

Je l'ai vu avec M. Pearson ainsi que les deux suivans.

189. Martha Deacon, auprès de Malborough, âgé de trente-quatre ans, gagna la vaccine en trayant les vaches, a dans ce moment-ci (26 ans après) une petite vérole confluente maligne, avec des taches pourprées. Je la traite à l'infirmerie de Mary-le-Bone.

190. L'enfant de M. Pearson, n. 18, Mary-le-Bone-Lane, âgé de cinq ans, vacciné par **, eut une petite vérole bénigne en 1805.

191. L'enfant de M. Hunt, Mark-Street, n. 6, vacciné par **, eut depuis le 14e mois après la vaccination, la gale vaccinale et des écrouelles.

192. L'enfant de M. Guinigo, George-Street, âgé de quatre ans, vacciné par M. Ring, gagna la petite vérole de son frère en 1805.

193. L'enfant de M. Philips, G. Barlow-Street, vacciné à l'hôpital de petite vérole, en 1803, eut un abcès dans l'oreille, et *cow-pox*-gale, lèvres enflées... depuis neuf mois.

194, 195. Deux enfans d'un cocher, vaccinés à l'hôpital de petite vérole, en 1803, eurent la petite vérole trois ans après la vaccine.

196. El. Harns, vacciné par M. Lucas de Woorburn, eut une petite vérole très-mauvaise à l'hôpital de petite vérole, (août 1805.) Ce fait m'a été communiqué par une lettre de M. Hodges.

197. L'enfant de M. Rice, fondeur en fer, vacciné par un respectable praticien, a eu depuis une petite vérole mauvaise, qui a laissé des marques visibles.

198. Un enfant de Marrener, Cross-Street, n. 3, vacciné par un célèbre chirurgien de l'hôpital, en mai 1805, eut des éruptions, et en août 1805, eut une petite vérole confluente dangereuse, dont il a été sauvé par le quinquina et l'acide de vitriol.

199. L'enfant de M. Turtle, au coin d'Argyll-Street, âgé de deux ans, vacciné à l'âge de quatre mois, eut une cow-pox-gale traitée sans succès comme éruption ordinaire: je soigne encore cet enfant.

200. L'enfant de madame Sayre, Chandler-Street, âgé de six mois, vacciné par un fameux vaccinateur, eut la petite vérole et la donna à l'autre enfant également vacciné. (201.)

201. L'autre enfant de cette dame, vacciné deux fois, pour rendre la petite vérole plus douce, mais inutilement, car il eut la petite vérole confluente et la vaccine tout à-la-fois.

202. Un enfant de High-Street, vacciné deux fois, eut la petite vérole et mourut en mai 1805 (d'après le rapport de madame Sayre.)

203. L'enfant de M. Hall, U. Berkeley-Street, vacciné deux fois, eut la petite vérole en été 1804.

204. L'enfant de M. Berry, long-Acre, vacciné deux fois, gagna, en juin 1805, une petite vérole d'une espèce maligne confluente très-mauvaise.

205. E. Luchston, n. 2, Philipps-Gardens, âgé de huit ans, vacciné deux fois, tumeurs, abcès et éruptions croûteuses sur tout le corps, perdit l'usage du jarret.

206. A. Glower Totenhamplace, n. 16, âgé de deux ans, vacciné deux fois, Cow-pox-écrouelles à un degré violent, traitées par M. Gaunt.

207. M. A. Price, Clements-Lane, âgé de trois ans, vacciné deux fois, petite vérole de l'espèce la plus maligne confluente.

208. J. Martin, n. 2, Philipps-Gardens, âgé de dix mois, vacciné deux fois, gagna la petite vérole quinze jours après, dont il revint; mais au bout de trois jours, il était tout couvert de tumeurs.

209. A. Sarnwell; à Battle, âgé de huit ans, eut la vaccine naturelle, et ensuite la petite vérole.

210. Th. Wilson, Charlton-Street, âgé de six ans, eut la vaccine naturelle, est couvert de *cow-pox*-tumeurs, et d'abcès putrides et fétides (rapporté par M. Gaunt).

211. W. Cowley, n. 13, Philipps-Gardens, âgé de cinq ans, eut la vaccine naturelle, a eu des *cow-pox*-ulcères sur tout le corps (M. Gaunt).

212. Fr. Washington, Tottenham-Cor, âgé de cinq ans, eut la vaccine naturelle, a eu depuis la vaccination toujours des *cow-pox*-ulcères et perdit l'usage de ses membres.

213. Will Deggan, âgé de trois ans, vacciné en juin 1804, eut *cow-pox*-gale, des enflures, une petite-vérole confluente, perte d'un œil.

214. A. Gawthorp, n. 23, Tower-Street, âgé de deux ans six mois, vacciné par M. Blair en 1803, eut une petite vérole régulière en juin 1805, vue par plusieurs médecins. Un autre enfant, dans la même rue, mourut en cet état.

215. L'enfant de M. Bennet, Lime-House, âgé de trois ans, vacciné par M. Blair en 1803, a eu depuis les *cow-pox*-écrouelles, à un violent degré.

216. L'enfant de M. Waddington, Goodge-Street, vacciné en 1802, gagna la petite vérole en août 1805.

217. Le fils de M. Chalie, Long-Acre, âgé de cinq ans, vacciné en 1803, a souffert, depuis ce temps, des *cow-pox*-écrouelles.

218. L'enfant de M. Hoddinot, n. 17, Charlotte-Street, vacciné en 1804, eut une petite vérole maligne confluente et mourut le 31 août 1805 (1).

_____

(1) Voilà tous les faits qui étaient venus à ma connaissance quand je publiai ce livre pour la première fois. Des recherches ultérieures m'en ont fait connaître bien davantage; je m'empresse d'en communiquer les principaux au public; il faudrait un volume pour citer tous les accidens

219. L'enfant de M. Read, Park-Street, vacciné par M. Russell, eut, en août 1805, une petite vérole d'une espèce très-maligne, confluente. Son frère la gagna et en mourut.

220. L'enfant de M. Westbroock, cordonnier, Camden-Town, vacciné à l'hôpital de la petite vérole, à l'âge de trois mois, eut en juillet 1805, une petite vérole confluente très-mauvaise, et dont j'ai été témoin.

221. Eliz. Bridges, vaccinée deux fois à Horton, par M. Jackson, est maintenant à l'infirmerie de Mary-le-Bone, atteinte d'une petite vérole très-maligne : elle est hors de dangers, mais sa figure est couverte de tâches noires. Je lui ai prescrit nos antiseptiques, consistant en quinquina et l'acide vitriolique.

222. L'enfant de madame Macpherson, âgé d'un an, vacciné à l'âge de deux mois par l'opérateur de Golden-Square, sous Pearson, a maintenant (sept. 1805) un grand nombre de pustules varioliques. Plusieurs membres de la faculté ont vu cet enfant avec moi.

223. La fille de madame Barret, Newington, vaccinée par l'opérateur de Golden-Square, sous Pearson. (Septembre 1805), eut une petite vérole assez mauvaise.

224, 225, 226. Les trois enfans de M**....., vaccinée par l'opérateur de Golden-Square, sous Pearson, ont tous la *cow-pox*-gale, des abcès., des plaies suppurantes, des tumeurs.....

227, 228. Les deux enfants de M. Siliquet, vacciné par l'opérateur de Golden-Square, sous Pearson, eurent *cow-pox*-gale, ulcères.......... Je leur ai prescrit des altérants

dont on entend parler depuis quelque tems, tant à la ville qu'à la campagne, quoique les vaccinateurs cherchent en général à les tenir secrets, pour ne pas compromettre et leur honneur et leur crédit.

pour l'intérieur, et des onguents pour l'extérieur.

229, 230, 231. Trois personnes mentionnées dans le journal de Bath, vaccinées par l'opérateur de Golden-Square, sous Pearson, eurent toutes trois la petite vérole ; l'une d'entr'elles fournit le virus pour inoculer les deux autres.

232. L'enfant de M. Marshall, tisserand, vacciné à l'hôpital de la petite vérole en 1805, eut dans la même année, la petite vérole régulière.

233. L'enfant de M. Collin, Strand, vacciné par M ***, eut la *cow-pox*-gale pendant deux ans, et mourut de la petite vérole.

234. L'enfant de T. Deacon, âgé d'un an, vacciné par M. Ring, eut la petite vérole en septembre 1805 ; je l'ai vu avec plusieurs médecins.

235. 236. Les deux enfans de M. Cox, Hampstead-Road, âgés d'un an et deux ans, vaccinés pour la seconde fois par ordre du docteur Pearson, à l'établissement de Broad-Street, eurent tous deux la *cow pox*-gale d'une manière horrible ; tout leur corps n'était qu'une plaie. Un praticien respectable a traité leur maladie pendant deux ans comme une simple gale : si j'eusse été appelé, je les aurais guéries en peu de jours. J'ai donné connaissance de ce fait dans une séance publique.

237. L'enfant de M. Colby, Charls-Street vacciné au même établissement, eut une affreuse *cow-pox*-gale....

238. L'enfant de M. Mayard, U. Berkeley-Street, vacciné au même établissement, eut depuis la vaccination, une *cow-pox*-gale violente.

239. L'enfant de M. Barrel, vacciné à l'hôpital de petite vérole, eut la petite vérole, en sept. 1805.

240, L'enfant de M. Sharp, boucher, High Street, vacciné par M. Maurice, a eu une *cow-pox*-gale pendant un an des abcès et des ulcères.

241.- L'enfant de M. Mazoyer, n. 31, Grafton-Street, vacciné à l'hôpital de petite vérole, en 1803, en sept. 1805, je vis cet enfant affecté d'une petite vérole très-confluente avec des pétéchies pourprées et les symptômes les plus dangereux. Je prescrivis *syrt. cort. péruv. et inf. rosæ.* Il mourut en octobre 1805. Il est impossible d'exprimer l'affliction où fut plongée toute la famille par la mort de cet enfant intéressant.

242. L'enfant de M. R.** Cleveland-Street, vacciné par M.**, mourut d'une petite vérole.

243. L'enfant de M. Kilby, n. 69; Mount-Street, vacciné par M. Barrow, en septembre 1804. Je visitai cet enfant le 30 septembre 1805, quand il eut une très-mauvaise petite vérole confluente, dont il est mort.

244. Un enfant à Kingsland, vacciné par un çhirurgien respectable, fut inoculé et eut un grand nombre de pustules.

245, 246. Les enfans de M. Pope, Saville-Passage, vaccinés par un praticien de Westminster, eurent, six semaines après la vaccination, une *cow-pox*-gale, des tumeurs....qu'ils ont communiquées à la mère et à cinq autres enfans; ce qui prouve que la *cow-pox*-gale est également contagieuse.

— Faits communiqués par M. Lipscomp, Frith-Street.

247. M. Ed. Mallim, Thets-Street, vacciné en 1801, fut inoculé avec de la matière variolique, il résista au virus; mais en 1805, il eut la petite vérole confluente naturelle et perdit la vue; à la fin il a été retabli.

248. L'enfant de M. C...M..., Thames-Street, vacciné par M. Headington, en 1805. La pustule au bras entra en maturation, et le jour où elle devint complète, une espèce

d'érysipèle se manifesta et s'étendit de la manière la plus alarmante. L'enfant mourut au milieu des tourmens au bout de cinq semaines.

249. L'enfant de M. Wealing, n. 81, Charlotte-Street, vacciné par un chirurgien, en 1803, eut la petite vérole naturelle, le 11 oct. 1805.

250. L'enfant de M. Hane, Cavendish-Square, vacciné par un chirurgien, en 1803, est actuellement couvert de plaies, d'ulcères et de tumeurs, par suite de la vaccine.

251. M. W..... H..... H..... Church-Row, Pancras, vacciné en 1802, eut des ulcères, *cow-pox*-gale....

252. L'enfant du domestique du précédent, vacciné en 1802, eut la petite vérole.

253. L'enfant de Rogers, charpentier, Somer's-Town, vacciné à l'hôpital, eut la petite vérole en oct. 1805.

254, 255, 256. Les trois enfans de M. Toft, East-Lane, vaccinés par M. Dunning de Plymouth, eurent tous la petite vérole.

257. W. Morgan, Kirkmans-Place, vacciné à l'hôpital de la petite vérole, en avril 1803, eut la petite vérole, en sept. 1805, *cow-pox*-gale...

— Faits communiqués par M. Daniel Sutton.

258. Un vieillard, Dean-Street, n. 18, vacciné à l'hôpital de la petite vérole, en avril 1803, eut la petite vérole cinq ans après la vaccine.

259. Un homme au café Oxford, vacciné à l'hôpital de la petite vérole, en avril 1803, eut la petite vérole six ans après la vaccine.

260. Le fils de M. Collin, vacciné à l'hôpital de la petite vérole, en avril 1803, eut la petite vérole sept ans après la vaccine.

261. La fille de M. Holt, 13, Queen-Ann-Street, vaccinée à l'hôpital de la petite vérole, en avril 1803, eut la petite vérole quatre ou cinq ans après la vaccine.

262. Deux enfants de M. Brown, Charlton-Street, vaccinés à l'hôpital de la petite vérole, en avril 1805, ont eu dernièrement une petite vérole très-mauvaise.

263. L'enfant de M. Bennet, Pentonville, vacciné par un fameux vaccinateur, eut une dangereuse *cow-pox*-gale, abcès et ulcères. Il a été guéri.

264. M. Keys, 13, Stacey-Street, vacciné par un fameux vaccinateur, eut la petite vérole confluente.

265. L'enfant de M. Davis, 10, Surry-Square, vacciné par un fameux vaccinateur, eut la petite vérole régulière.

— Faits communiqués par M. Hodges.

266. L'enfant de M. Homer, Theobalds-Road, vacciné par un fameux vaccinateur, eut la petite vérole.

267. L'enfant de M. Chitty, East-Street, vacciné par un fameux vaccinateur, eut la petite vérole.

268. Une personne d'Ealing-Square, vacciné par un fameux vaccinateur, eut la petite vérole.

269. L'enfant de M. Hardy, Gresse-Street, vacciné par un fameux vaccinateur, eut la petite vérole.

270. L'enfant de M. Derman, 28, Monmouth-Street, vacciné à l'hôpital, eut la petite vérole en octobre 1805.

271. L'enfant de M. Murles, au coin de Stacy-Street, vacciné à l'hôpital de la petite vérole, par mons. Wachsall, vient de prendre la petite vérole du voisinage. J'ai vu celui-ci et le précédent.

272. L'enfant de M. Walwin, marchand de vin, vacciné par M. Moore, a beaucoup souffert des *cow-pox* ulcères, des abcès et de la gale vaccinale.

273. L'enfant de M. Hindsley, Lambeth, vacciné par M. Smith, mourut de la petite vérole (fait bien connu).

274. L'enfant de M. Dougal, cordonnier, Greek-Street, vacciné par M. Smith, eut la *cow-pox* ulcères, gale, tumeurs.

275. Eliz. Balner, vaccinée par M. Underwood, est main-

tenant atteinte d'une petite-vérole confluente, très-mauvaise, à l'infirmerie de Mary-le-Bone.

276. L'enfant de M. Hayward, n. 128, Houndsditch, vacciné par M. Pugh, eut la petite vérole un an après.

277. L'enfant de M. Green, Oxfort-Street, vacciné par M Robinson, eut la petite vérole un mois après : j'ai vu cet enfant en 1805. — Faits communiqués par un célèbre médecin de Surrey.

278. Sullivan, vacciné par M. Robinson, mourut dix jours après.

279. J. Hickton, vacciné par M. Robinson, eut la petite-vérole naturelle neuf jours après, et mourut le onzième jour.

280. Heziel Powell, vacciné par M. Robinson, eut la petite vérole une semaine après.

281. Gar. Torr, vacciné par M. Robinson, est mort au bout de quinze jours.

282. Th. Titchfield, vacciné par M. Robinson, eut la petite vérole naturelle.

283. W. Forrest, vacciné par M.ʳ Robinson, eut la petite vérole naturelle.

284. Mary Inwood, vacciné par M. Robinson, eut la petite vérole naturelle.

285. L'enfant de madame Moseley, n. 3, Northumberland-Court; âgé de quatre ans, vacciné par M. Carpue, eut des abcès, ulcères aux bras et aux jambes.

286. L'enfant de M. Filp, Drury-Lane, âgé de six ans, vacciné par M. Carpue, eut des éruptions à la tête, inflammation à l'œil.

287. Mons. Street, Poland-Street, vacciné par M. Griffiths en 1803, eut un abcès sous l'oreille gauche, enflures énormes du côté du cou, qui ont toujours augmenté depuis.

288. La fille de M. Sadler, n. 10, Manchester-Mews;

vaccinée par M. Thomas en 1803, eut la *cox-pox*-gale, tumeurs....

289. L'enfan de M. Price, charpentier, n. 33; Whitcomb-Street, vacciné à l'âge de six mois par un quaker, eut de petits abcès, une large tumeur au-dessous de l'oreille.

290. L'enfant de M. Ostell, n. 4, même, rue, vacciné à l'hôpital de la petite vérole, eut une petite vérole en octobre 1805.

291, 292. Les deux enfans de M. Toulmin, vaccinés par M. Gale et M. Heater, furent inoculés de la petite vérole, ce qui a réussi : les cicatrices de la vaccine étaient encore récentes.

193, 294. Les deux enfans de M. Gilbert à Holborn, vaccinés par M. Dale, furent inoculés avec succès en octobre 1805 idem.

295. L'enfant de M. J. Pink, n. 3, East-Street, vacciné par M. Leece, eut la petite vérole en octobre 1805.

296. L'enfant de M. Aberdein, n. 105, East-Street, vacciné par M. Leece, eut une petite vérole bénigne en octobre 1805.

297. L'enfant de M. Lightfoot, Bend-Street, vacciné par M. Ring, eut la petite vérole en août 1805 : vu par plusieurs médecins.

298. L'enfant de M. Inch, n. 11, Croy-Court, vacciné par M. Griffiths, eut la petite vérole en août 1805[7] : vu par plusieurs médecins.

299. L'enfant de M. Rodwell, Bond-Street, n. 14, vacoiné près Leeds, vient de mourir de la petite vérole.

300. L'enfant de M. Lane, vacciné par M. Ridout, eut des *cow-pox* ulcères en différens endroits, et des abcès après avoir reçu la petite vérole naturelle. L'aspect de ce malheureux enfant était propre à inspirer de l'horreur.

301. L'enfant de M. Edward, n. 13, Sermon-Lane,

vacciné par M** eut la petite vérole vue par plusieurs praticiens.

302. L'enfant de M. Davis, n. 95, Charlotte-Street, vacciné à l'hôpital, a maintenant, en octobre 1805, la petite vérole.

303. L'enfant de M. White, n. 24. Cumberland-Street, vacciné à l'hôpital de petite vérole, eut la petite vérole.

304. L'enfant de M. Broughton, Princes-Street, âgé de deux ans, vacciné par M. Ring, à l'âge de trois mois, est actuellement couvert d'éruptions, que plusieurs médecins ont traitées sans succès, comme une gale ordinaire.

305. L'enfant de M. Mitchell, n. 14, King-Street, âgé d'un an, vacciné par M. Ring, n'est pas encore guéri des éruptions qui ont suivi la vaccination.

306. M. Stone, n. 10, Sohosquare, vacciné à l'hôpital à l'âge de dix-huit mois, a toujours été malade depuis la vaccine, et est mort au bout de six mois, après une affreuse agonie.

307. L'enfant de M. White, n. 9, West-Street, vacciné à l'établissement de Golden-Square, eut des éruptions et des plaies autour du nez et de la lèvre supérieure, en novembre 1805.

308, 309. Les deux enfans de M. Edward, Soho, vac. cinés à l'établissement de Golden-Square, en 1802, eurent trois semaines après des *cow-pox*-tumeurs qui se répandirent sur la figure, les oreilles.....

310. La fille de M. Grimsdell, n. 4, Marchall-Street, âgée de trois ans, vaccinée à l'âge de six semaines, par M. Stroud, est maintenant couverte de boutons varioliques, et a été vue par M. Roberts et moi.

—Faits authentiques rapportés par M. U. Bristow Esq.

311. L'enfant de M. Walts, St.-Mary-Axe, vacciné par M. Stroud, vient de mourir de la petite vérole, en octobre 1805.

312. 313, 314. Les trois enfans de M. Palmer, Hat-field, vaccinés par M. Stroud, eurent la *cow-pox*-gale, irritàtion du sang, des tumeurs....

315. L'enfant de M. Stanton, Herts, vacciné par M. Stroud, eut la *cow-pox* gale....

— Faits communiqués par M. Stokton, chirurgien.

316. L'enfant de M. Powell, York-Shire, vacciné par M. Stroud, eut des éruptions à la tête....

317, 318, 319. Les enfans de M. Parnell, âgés de cinq ans, trois ans et un an, tous vaccinés par le docteur Mer-ryman, ont eu tous les trois la petite vérole par contagion.

320. W. Martin, en nourrice chez Scabridge, vacciné deux fois, eut une éruption et petite vérole en septembre 1805.

321. L'enfant de M. Croucher, Bromley, vacciné à l'âge de trois ans et demi, eut des éruptions impures, très-dou-loureuses.

322, 323, 324, 325. Quatre enfans, vaccines à l'âge de trois ans et demi, ont tous eu la petite vérole.

326. L'enfant de M. Webster, vacciné à l'âge de trois ans et demi, eut la petite vérole en août 1805.

327. L'enfant de M. Hatch, North-Row, vacciné à l'âge de trois ans et demi, eut la petite vérole en août 1805.

328. L'enfant de M. Miles, n. 9, Midlesex-Pl., vacciné à l'âge de trois ans et demi, eut la petite vérole en août 1805.

329, 330. Les enfans de M. Temple, New-Street, n. 22, vaccinés, l'un par M. Thomas, l'autre à l'hôpital, ont été inoculés pour la petite vérole en novembre 1805, et vus par M. Sandel, Horton et moi.

331. L'enfant de M. Edward, n. 10, Golden-Square, vacciné par M. Featherstone, fut inoculé pour la petite vé-role en novembre 1805, et vu par M. Sandel, Horton et moi.

332. L'enfant de M. Josse, n. 69, East-Street, vacciné

par M. Nelson, docteur, prit la petite vérole d'un enfant
du voisinage.

333. Le frère du précédent, vacciné par M. Chilwer,
eut la *cow-pox* gale, tumeurs dangereuses, dont les marques sont restées.

334. L'enfant de M. Taylor, vacciné M. Chilwer, ent
la *cow-pox* gale, éruptions, tumeurs....

335. L'enfant de M. Beckett, Great-Alne, vacciné par
M. Birch, eut naturellement la petite vérole dont il mouru'.

336.—356. (*Voyez* la lettre ci-dessous).

*Lettre du chirurgien John Busth, Thiverton, 9 octo-
bre, 1805.*

« Samedi dernier, je visitai une femme et vingt et un
» enfants dans le village de Charterhouse, à 5 milles de
» Bath ; quelques-uns d'entreux souffraient de la petite
» vérole, tandis que d'autres venaient de sortir de maladie.
» Il y avait un an et demi que tous avaient été vaccinés,
» quelques-uns par M. Newton, et les autres par M. Pal-
» mer, habile chirurgien. Si quelqu'un desire se convain-
» cre de ce fait, je l'invite à en prendre connaissance sur
» les lieux mêmes : je joins à cet effet les noms des parens
» et des enfans. »

(suivent les noms).

Il y a aussi, dans ce village, un ouvrier qui assure avoir
eu la petite vérole long-temps après une vaccine naturelle
qu'il avait gagnée des vaches.   J. BUSH.

357. La nièce de M. Westbrook, Henriette-Str, fut
inoculée pour la petite vérole, inflammation et suppuration
dans la pustule du bras.

358. L'enfant de M. Walwyn, marchand de vin, vacciné par M. Birch, eut la *cow-pox* gale très dangereuse,
abcès : ulcères.... guéris par les soins réunis de plusieurs
chirurgiens.

359. L'enfant de M. Capper, Blacksfriars, vacciné

par M. Birch, eut la *cow-pox* gale et tumeurs en
différents endroits du corps.

360. George Perch, vacciné Par M. Uppow, à St.-
Pancras, 1805, eut la petite vérole confluente dont il
mourut.

361. Eliz. Backer, vaccinée Par M. Underwod, a maintenant à notre infirmerie, Mary-le-Boue), une petite
vérole très maligne ; sa figure est couverte de tâches noires
et d'éruptions dégoûtantes, symptômes dangereux. Par un
traitement suivi, consistant en quinquina, acide de vitriol,
du vin et de l'air pur, elle a échappé à la mort.

362. L'enfant de M. Jackson, 10, Redlion-Street ;
vacciné par M. Underwod, eut, en 1805, une petite vérole
très-maligne.

363. La fille de M. Jenkins, 18, Fulwoods-Rents,
vaccinée par M. Underwod, a maintenant la petite vérole,

364. M. With, Holborn, vacciné par M. Underwod,
vient d'avoir la petite vérole.

365. Un enfant, Bowling-Greenne, n. 71, vacciné par
M. Underwod, vient d'avoir la petite vérole.

366. Le fils de M. Wadling, Lambeth, vacciné par
M. Underwod, vient d'avoir la petite vérole.

367. M. Grauyer, n. 7, Marshall-Street, vacciné à Banbury, vient d'avoir la petite vérole en 1805. Vu par M.
Sandell et moi.

368. L'enfant de M. Carter, n. 27 North-Street, vacciné
à Banbury, a été constamment malade depuis la vaccination; abdomen enflé, éruptions sur le corps, des abcès aux
coudes et autres endroits, tête galeuse....

369. L'enfant de M. F**, James-Street, âgé d'un an six
mois, vacciné par M**, chirurgien, eut la *cow-pox*-gale,
ulcères derrière l'oreilles, éruptions sur la figure....

570. Miss Latham, Hampstead, vaccinée par M. Armstrong, chirurgien, en 1803, eut la petite vérole naturellement....

571, 372, 373. Les trois enfans de madame Macarthur, n. 197, St.-Johns-Street; âgés le premier de 4 ans, le second de 3, le troisième d'un an 7 mois, vaccinés par M. Armstrong, chirurgien, 1803, eurent la petite vérole naturelle en septembre 1806.

574. El. Baker, à l'infirmerie de Mary-le-Bone, vacciné à Sutton, par M. Underwood, eut une petite vérole très maligne, accompagnée de symptômes dangereux. Sa figure se couvrit d'éruptions noires, qui ont laissé des traces ineffaçables.

375. El. Bridges, à l'infirmerie de Mary-le-Bone, âgé de dix-huit ans, vacciné par M. Jakson, eut une petite vérole très dangereuse.....; rétabli par le moyen du quinquina.

376. La fille de M. Houson, Bay-Street, vaccinée à l'hôpital de petite vérole, eut la tête enflée d'un grosseur énorme; éruptions et écoulemens de matière putride aux oreilles... L'enfant mourut dans un état pitoyable au bout de neuf mois.

377. La fille de M. Beale, n. 14, Queen-Street, vaccinée à l'établissement de Jenner, eut une surdité, des ulcères fétides aux oreilles, et en outre une petite vérole complète au bout de dix mois.

378. La fille de M. Purkes, n. 16, Queen-Street, vaccinée par M. Ring, eut la *cow-pox*-tumeurs horribles sur la figure ...

379. John Martin, n. 22, Dukes-Court, âgé de deux ans et six mois, vacciné par un quaker, à la maison centrale, eut des pustules et ulcères considérables en différens endroits du corps, démangeaison terrible... Cet enfant a été rétabli par les soins de M. Moseley.

380. Un enfant de Mount Pleasant, âgé de trois ans, vacciné à l'institution, fut couvert de *cow-pox*-tumeurs sur la figure, qui était comme cachée sous un masque.

381. W Smart., Drury-Lane, âgé de dix mois, vacciné à l'établissement pour la vaccine, eut la petite vérole malgré les assurances réitérées et positives des vaccinateurs, disant que cet enfant n'aurait jamais cette maladie.

382. L'enfant de M. Hill, n. 28, New-Street, vacciné par M**, eut éruptions aux mains, enflures aux jointures; abscès au-dessous du grand doigt du pied.

383. L'enfant du chirurgien Lomax, Blandford-Street, vacciné par M**, eut la petite vérole quelques années après la vaccine.

384. L'enfant de M**, Strand; vacciné par un grand vaccinateur, eut la *cow-pox* gale, ulcères et abcès.

985. Une demoiselle de la pension à Kensington, âgée de quatorze ans, vaccinée par un grand vaccinateur, eut un dérangement total de santé, depuis la vaccination, abcès douloureux à l'*oreille*, d'où sortit une matière fétide abondante.

386, 387. Les deux enfants de M. Orton, n. 48, Old-Bailey, vaccinés par M. Ford, chirurgien, viennent d'avoir la petite vérole.

388, 389. Les deux enfants de M. Jacques, King-Street, vaccinés par un chirurgien respectable, eurent la *cow-pox* éruptions guéries par le quinquina et l'acide vitriolique.

390. L'enfant de M. Priest, n. 2, Belton-Street, vacciné en juin 1805, eut des éruptions dangereuses quatre mois après la vaccination. La figure enfla prodigieusement, les yeux saillants, les lèvres et les paupières grossirent; bref, tout annonçait une ressemblance affreuse entre la figure de cet enfant et celle d'un bœuf. Quelques praticiens se sont grossièrement mépris en attribuant la cause de cette maladie aux scrophules.

391. L'enfant de M. Cutler, n. 3, Belton-Street, reçut la vaccine du précédent, qui était avec lui dans le même

berceau, eut des gonflemens affreux et éruptions sur tout le front et la figure.

392. L'enfant de M. Gauthier, Princes-Street, vacciné à l'établissement de Jenner, eut la *cow-pox-*gale, qui a défiguré l'enfant....

393. Les deux enfants de M. Collin, Brook-Street, vaccinés à l'établissement de Jenner, ont eut la petite vérole naturelle ensuite.

394, 395, 396. Les trois enfants de M. Schulze, n. 204, High-Holborn, âgés de 4 ans, trois ans, un an et dix mois, vaccinés les deux premiers par M. Steel, et le troisième par le docteur Squires, ont eu tous les trois des tumeurs dangereuses, des éruptions, la gale vaccinale.

397, 398. Les deux enfans de M. Smith, l'un âgé de trois ans six mois, et l'autre de cinq ans, vaccinés par M. Hall, eurent des tumeurs dangereuses, des éruptions, la gale vaccinale.

399. L'enfant de M. Joden, n. 21, Sterfort-Street, âgé d'un an, vacciné à l'hôpital de la petite vérole, vient de gagner la petite vérole des enfans du voisinage qui en étaient atteints.

400. L'enfant de M**, orfèvre, Bond-Street, vacciné par le docteur Boys, a eu des éruptions dont il a été guéri. Il n'a pas été atteint de la petite vérole, quoiqu'il y eût auprès de lui un autre enfant qui l'avait.

401, 402. Les enfans de M. Randall, n. 50, Strutton-Ground, vaccinés par M**, en 1802; le premier eut la petite vérole en août 1803, et l'autre en mai 1805.

403. — 447. Trente-quatre faits rapportés par M. Moseley, dans son ouvrage sur la vaccine, dont on trouvera la traduction dans ce volume. Nous y renvoyons le lecteur pour la connaissance des détails de ces faits.

— Faits communiqués par M. Braine, apothicaire de son altesse royale la princesse de Galles.

448. ElizTaylor, âgée de trois ans, vaccinée à l'âge de huit mois, fut couverte d'ulcères fétides.

449. Un enfant de John-Street, Lewisham, vacciné à l'âge de dix-neuf mois, a eu la petite vérole, dont il est mort.

450. James Marlow, âgé d'un an trois mois, vacciné à l'âge de dix-huit mois, souffrait d'une infection dégoûtante.

451 Charl. Carter, à l'hôpital de Greenwich, vaccinée à Greenwich, prit la petite vérole, dont elle est morte.

452, 453. Les deux enfants de M. Langford, vaccinés à Greenwich, ont eu la petite vérole tous les deux, l'un en est mort.

454. L'enfant de M. V**., âgé de trois ans six mois, vacciné à l'âge de six mois. Les maux dont cet enfant est accablé sont inexprimables ; il suffit de dire qu'il ressemblait à ce malheureux, représenté par la gravure qui est à la tête de ce livre.

455. M. Bridges, vacciné à la campagne, eut une petite vérole très-mauvaise à l'infirmerie de Mary-le-Bone, où il mourut étique.

456. L'enfant de madame Hadley, à l'infirmerie de Mary-le-Bone, âgé d'un an six mois, vacciné à l'infirmerie par M. Lowe, eut la vaccine et la petite vérole en même tems (janvier 1806). Cette dernière était accompagnée d'ulcères et de tumeurs, qui couvraient le corps, et surtout coude ; on n'a pu le guérir qu'en lui coupant le bras.

457. L'enfant de M. Cozen, n. 3, L. Maddox-Street, âgé de trois ans, vacciné par M. Hyde, prit la petite vérole.

458. L'enfant de M. Ball, Tottenham-Court-Road, âgé de trois ans, vacciné par M. Ring, eut ensuite des éruptions et des ulcères : la tête, la figure et le ventre furent cou-

verts d'ulcères pendant environ un an, et au bout de ce tems, la petite vérole avec des *pétéchies* atteignit l'enfant.

45g. M. W. Paxton, chez M. Baker, âgé de trente-cinq ans, vacciné par M. Blanshard. Deux ans après la vaccination, il eut la petite vérole et des éruptions qui ne sont pas encore guéries, décembre 1805.

460. L'enfant de M. Jackson, n. 11, Maddox-Street, âgé de cinq ans, vacciné par M** , à Brompton. Sept mois après la vaccination, ses cheveux tombèrent, des éruptions et des tumeurs se manifestèrent à la tête. L'enfant est depuis ce tems toujours faible et malade.

461. L'enfant de M. C*., ministre, vacciné par M. Derby-Shire, chirurgien, prit, peu de tems après, la petite vérole confluente, dont il mourut.

462. L'enfant de M. Philpot, U. Ground-Street, âgé de deux ans deux mois, vacciné par M. Brown, eut des éruptions et *cow-pox* gale depuis. Il eut ensuite la petite vérole confluente maligne, dont il mourut en décembre 1805.

463, 464. Deux enfans, vaccinés par M. Dennison, furent inoculés, en octobre, de la petite vérole, qui a pris.

465, 466. Les deux enfans du capitaine Codd, vaccinés par M. Ring, eurent tous deux la petite vérole en octobre 1805, l'un d'une espèce maligne et confluente, l'autre d'une espèce plus douce.

467. L'enfant de M. Embry, Pentonville, vacciné à l'hôpital de la petite vérole par M. Vachsall. La *cow-pox* gale se manifesta sur la figure, et même sur les paupières.

468, 469. Les deux enfants de M. Winter, n. 6, Brever-Street; l'un âgé de six ans, l'autre de trois, vaccinés par M. Barker; l'aîné eut la *cow-pox*-gale sur la figure; l'autre un abcès u cou.

470. W. Edinborough, chez M. Augel, âgé de vingt-six ans, vacciné par le docteur Shebbeare de Odiham, eut la petite vérole confluente en octobre 1805.

471. Macy-Maxted, Cranborne-Street, âgé de dix-huit ans, vacciné par M. Hawker, eut des gonflémens glandulaires au cou.

472. Le fils de M. West, n. 49, W. Smith-Field, âgé de deux ans deux mois, vacciné par M. Docker. Un mois après, un petit abcès parut au bras vacciné, d'autres se joignirent à celui-ci, et formèrent autant d'ulcères d'une couleur noire, renfermant une matière liquide qui se répandit partout. Ce malheureux enfant présentait un aspect aussi horrible que la petite fille représentée sur la gravure, n. 2.

473. L'enfant de Sarah, âgé de trois ans six mois, vacciné par M. Docker, eut une petite vérole complète en décembre. M. Docker inocula avec le pus de cet enfant.

474. L'enfant de M. Banam, n. 24, Little-Earl Street, âgé de deux ans, vacciné par A. Blomsbury-Dispensary, eut la cow-pox abcès, éruptions et ulcères au pied.

475. L'enfant de M. J. Palmer-d'Acton, âgé de deux ans trois mois, vacciné par M. Valker en juin 1805, eut une terrible cow-pox gale, éruptions, un écoulement d'une matière fétide ulcéreuse sortait du nez, des lèvres...

476. L'enfant de M. Jones, n. 27, Trayer-Street, âgé d'an an onze mois, vacciné par M. Leese, fut couvert de tumeurs et de plaies.

477. Une servante, chez M. Moore, marchand de vin, vaccinée à l'hôpital de la petite vérole, eut la petite vérole en 1805, et mourut audit hôpital.

478, 479. Deux enfans de Pancras, vaccinés à l'hôpital de la petite vérole, moururent ensuite de la petite vérole naturelle.

480, 481. Des enfans d'un marchand de White-Cross-Street, vaccinés à l'hôpital de la petite vérole, furent inoculés et prirent la petite vérole.

482. L'enfant de M. Weston, n. 47, Penton-Place, vacciné par M. Uppen, a eu une cow-pox gale affreuse sur la

partie inférieure de la figure, tellement contagieuse, qu'elle se communiqua même au sein de madame Weston. ·

483. L'enfant de M. M*., U. Berkeley-Street, vacciné par M. Uppon, a été indisposé depuis la vaccination; il devint étique, ensuite il mourut dans un port de mer.

484. L'enfant de M. Jones, Camden-Town, âgé d'un an neuf mois, vacciné à l'âge de deux mois par M. Ring, a eu depuis ce tems des éruptions violentes sur tout le corps.

485 A. Stevens, n. 18, Tottenham-Place, âgé de deux ans six mois, vacciné à l'âge de six mois par M. Griffiths, est devenu étique depuis ce tems, et couvert de tumeurs.

486. Mary Biggs, Rupert-Street, vacciné en 1804, petite vérole en octobre 1805.

487. L'enfant de M. Dutton, Kenton-Street, âgé de quatre ans, vacciné en 1804 à l'hôpital de la petite vérole, eut d'abord une gangrène aux pieds, guérie par le quinquina et l'acide de vitriol, et actuellement, il souffre d'une cow-pox gale à la figure, et à d'autres parties du corps, janvier 1806.

488. L'enfant de M. Edmond, chirurgien, âgé de six ans, vacciné à l'âge de deux ans, ayant toujours des tumeurs, fut inoculé par le père, pour la petite vérole, qui prit et fut accompagnée d'une fièvre et d'une crise convulsive.

489, 490. Les deux enfans de M. Wing, n. 18, L. George-Street, âgés l'un de deux ans six mois, l'autre d'un an, vaccinés par M. Leighton, chirurgien. L'aîné eut un large abcès à la cheville du pied; l'autre, que je soigne, a la cow-pox gale.

491. L'enfant de M. Allen, n. 4, Heddon-Street, âgé de deux ans six mois, vacciné par M. Griffiths, à l'âge de quatre mois, eut une tumeur très-large et dure au cou.

492. L'enfant de M. Prior, n. 2, Coleman-Street, âgé d'un an, vacciné par un membre de la faculté, eut la petite

vérole un an et demi après la vaccine, et la communiqua à d'autres enfants.

493. L'enfant de M. Broughton, Oxford Street, âgé de deux ans, vacciné par M. Ring, eut long-tems des *cow-pox* tumeurs, et de violentes éruptions.

494. L'enfant de M. Hemsley, boulanger, vacciné par M. Ring, eut long-tems des *cow-pox* tumeurs, et de violentes éruptions.

495, 496. Deux enfans de M. W*, marchand, vaccinés par M. Ring, moururent avec une ulcération et une gangrène au bras.

497. Un autre enfant de madame Kilby, n. 69, Mount-Street, vacciné par M. Barrow, apothicaire, eut la petite vérole naturelle; son frère en était mort.

498. L'enfant de M. Hatchard, n. 18, Porter-Street, vacciné par M. Sandell, prit la petite vérole en novembre 1805.

499, 500. Deux enfants de M. Cooper, Tamworth, vaccinés par M. Sandell, eurent tous deux la petite vérole.

501. Jam. Mullony, n. 5, Gross-Street, âgé de six mois, vacciné par M. Young, eut la petite vérole deux mois après.

502. L'enfant de M. Sprang, Hay-Market, vacciné par M. Griffiths, a eu des tumeurs affreuses, la *cow-pox* gale, des abcès et des ulcères qui attaquérent successivement toutes les parties de son corps. Il mourut enfin dans les les plus vives douleurs.

503. L'enfant de M. Brady, George-Street, vacciné par M. Ring, eut la petite vérole. J'ai fait voir cet enfant dans mon cours public de médecine.

504. Le fils de M. Wooley, âgé de six ans, vacciné par M. Moore, eut une petite vérole des plus dangereuses avec des pétéchies pourprées. Il souffrit beaucoup et mourut dans un état de putréfaction totale, le 7 janvier 1806.

Noms des communes. — Noms des vaccinés : accidens qu'ils ont éprouvés après la vaccination. — Age. — Arrondissemens de justice de paix.

Moitiéramé. — Françoise Masson, âgée de 7 ans, a été vaccinée en 1812, et a eu la petite vérole en 1813. — Marguerite Brunet, âgée de 7 ans, a été vaccinée le même jour, et a éprouvé le même accident à la même époque. — La fille Ninoreille, âgée de 3 ans, eut le même accident à la même époque. — Nombre de vaccinés dans l'arrondissement de justice de paix de Lusigny : neuf.

Lusigny. — Alphonse Fréminet, âgée de 18 mois, est morte à la suite de la vaccine, ayant eu une affection pulmonaire suivie d'attaques de névralgie cérébrale et d'affection comateuse avec convulsions. Tous ces accidens sont arrivés six mois après l'opération. — *Note de M. Gervais, chirurgien traitant.* — Nombre de vaccinés : quatre.

Onjon. — Auguste-Éléonore Vallois, âgé de 5 ans, est mort d'une plaie à la partie supérieure de l'épaule avec gangrène six mois après avoir été vacciné, et depuis l'opération il n'a pas cessé de souffrir. — Rose-Épiphane Briet, âgée de 3 ans, a été vaccinée le même jour, (en 1818), et a eu pendant le cours de l'année des abcès sur toute la surface du corps et notamment à la tête. — Julie Briet, âgée de 2 ans, a été vaccinée le même jour, a éprouvé les mêmes accidens et a presque perdu la vue et particulièrement l'œil droit dont elle ne voit et ne distingue les objets que très-difficilement. — Madeleine, sœur de Julie, a éprouvé les mêmes accidens. — Célinie Cuisin, âgée de 8 ans, a été vaccinée en 1818, et a eu depuis l'opération la petite vérole. Il lui est resté une très-grande faiblesse de vue avec fistule, six mois après la vaccination.

OBSERVATIONS.

Sur 40 enfants vaccinés dans la commune d'Onjon, 15

ont éprouvé mille accidens; ces derniers ont été malades et languissans toute l'année. Ils se plaignent toujours de mal de tête; leur figure est pâle : ils sont très-lents à exécuter leurs fonctions habituelles. Après cette malheureuse opération, j'ai été appelé pour traiter une partie de ces victimes de la nouveauté. — Nombre des vaccinés dans l'arrondissement de justice de paix de Pinex : quarante-quatre.

Charmont. — Stanislas Lamy, âgé de 2 ans, a été vacciné en 1818, et depuis ce tems a été atteint de mouvemens convulsifs très-fréquens et d'un écoulement séreux des deux yeux. Cette maladie subsiste encore aujourd'hui. Août 1820. — Arcis, arrondissement de justice de paix.

Ramerup. — Le fils de M. Chifflard, notaire, âgé de 2 ans, vacciné en 1814, a été malade pendant 5 ans, se plaignant toujours de mal de tête et ayant été depuis cette opération toujours pâle et languissant. Il est le seul qui ait été vacciné dans le *pays* à cette époque. — Ramerup, arrondissement de justice de paix.

Je certifie que le présent tableau est véritable, par moi soussigné, à Longsol, ce 8 août 1820.

Signé MOREAU, officier de santé.

Suit la légalisation de M. Vallois, maire de Longsol.

Remarques. — M. Moreau me fait l'honneur de m'écrire en m'envoyant ce tableau; on lit dans sa lettre ces réflexions remarquables... « Les gens de campagne sont *en-*
» *doctrinés* par leurs chirurgiens vaccinateurs; c'est pourquoi je n'ai pu faire de plus grandes découvertes. Peut-
» être que nos confrères seraient moins empressés à vacciner, s'ils ne se procuraient pas par ce moyen une somme
» annuelle assez considérable; (*il dit acharnés; ce qui
» peint mieux les dispositions des vaccinateurs*) car je
» ne vois dans la plupart de ces novateurs que l'esprit
» d'un vil intérêt, sans s'inquiéter de l'honneur de la
» cure... »

Il est essentiel de remarquer que M. Moreau, séduit, comme presque tout le monde, par les assurances de l'innocuité de la vaccine de la part des premiers opérateurs, a été entraîné par le torrent, et qu'il a vacciné quelque tems. L'observation lui a démontré les vices de cette méthode inoculatoire ; il a obéi à la voix de sa conscience et a renoncé à la vaccination, sans avoir égard aux avantages pécuniaires qu'il sacrifiait, sans compter les ennemis qu'il s'est attiré par sa courageuse et honorable résolution qui faisait la censure de leur coupable avarice et de leur obstination à persister dans une si condamnable conduite.

Vous trouveriez très-inconvenant, Messieurs, que je passasse sous silence l'ouvrage de M. Woodwile : c'est le premier qui ait été connu et traduit dans notre pays : c'est aussi sur la publication de cet écrit que s'est accréditée la confiance qu'on a accordée à la vaccine ; vous jugerez sur quelles bases l'engouement pour cette nouvelle méthode s'est établi. L'écrit que je désigne contient 500 observations, parmi lesquelles plusieurs sont remarquables par des accidens graves, tels que des inflammations locales très-étendues, avec un caractère érésipélateux, des phlogoses de la trachée artère, avec des boutons vaccins dans la gorge, fièvre, toux d'une longue durée ; des spasmes convulsifs toniques, chez des sujets adultes ; des vraies convulsions chez plusieurs enfans, auxquelles l'un d'eux a succombé ; des douleurs d'entrailles avec fièvre, etc. M. Woodwile en comparant les résultats de la vaccination avec ceux de l'inoculation (1), convient que, dans certaines circonstances, la vaccine a paru avec les symptômes d'une maladie grave : « Dans trois ou quatre cas, dit-il, le malade a été réellement en danger. Je suppose donc, ajoute ce méde-

_____

(1) Page 109.

éin, que par suite il se trouve que sur 5oo inoculés de la petite vérole des vaches, il en meure un, assurément je ne voudrais point introduire dans mon hôpital cette nouvelle méthode; car, parmi les 5,000 personnes inoculées de la petite vérole dans ces derniers temps, à ce même hôpital, il n'en est mort qu'un sur six cents. » C'est cependant dans la traduction de l'ouvrage qui contient cet aveu, qu'on lit à la suite de remarques, au moins très-hasardées, les deux phrases suivantes assez peu concluantes, après ce qui vient d'être rapporté. « Des observations répétées nous mettront, *par la suite*, à même de déterminer d'une manière positive, si la petite vérole des vaches aura réussi ou non, lorsque son effet n'aura été que local. » Voilà un doute bien prononcé auquel succède un élan de satisfaction exprimée ainsi: « Nous pouvons *dès à présent* nous réjouir de ce que des affections aussi *légères et aussi fugitives*, produites par l'insertion du pus de la vaccine, suffisent pour mettre l'homme à l'abri de la contagion de la petite vérole. » Il faut convenir que cette joie était un peu prématurée. Pour donner à une si singulière assertion un plus grand dégré d'assurance, M. le traducteur avait préparé les lecteurs à recevoir sa façon de penser, en avançant six pages plus haut que les sujets qui n'ont jamais eu la petite vérole en sont garantis pour toutes les époques de la vie. (1)

On lit toutefois dans plusieurs observations de Woodwille, que l'inoculation varioleuse, pratiquée sur des vaccinés chez qui les symptômes de la vaccine étaient manifestes, ou même chez qui la maladie était à son état, a développé les signes distinctifs de la variole en son temps accoutumé. Notez, Messieurs, que les vaccinateurs tiennent pour principe, que pendant le cours de la vaccine et à une épo-

_____

(1) Discours préliminaire, page 14.

que qui en est trop rapprochée, le tems n'est pas favorable pour s'assurer qu'on peut communiquer la petite vérole; parce que la vaccine, non seulement en garantit,
mais qu'elle l'arrête et a le pas sur elle, lorsqu'il arrive que
le corps humain est exposé à la fois à la contagion de l'une
et de l'autre. (1) » D'un autre côté, il est écrit dans les livres de MM. les vaccinateurs, que deux modes fébriles
s'excluent réciproquement. Voilà encore une proposition
qui nous met dans le plus grand embarras pour entendre la
doctrine de ces Messieurs. Si, comme ils l'assurent positive-
ment, la vaccine n'est jamais une maladie, ou qu'elle n'en
entraîne *point de générale sensible*, parce que *toute l'ac-*
tion du virus se passe sur la partie où il a été inséré, nous
ne concevons pas l'existence de la fièvre qui est une lésion
assez prononcée des fonctions ; *quoiqu'il n'y en puisse*
avoir, comme on le dit, dans le cours de la vaccine. Nous
convenons à notre tour que nous sommes incapables de
trouver le mot de chacune des énigmes qui viennent d'être
rapportées, et encore bien plus incapables de deviner toutes
celles qu'on avance dans les *savans* écrits, dans lesquels
on nous apprend que la découverte de la vaccine est infiniment au-dessus de tout ce que l'esprit humain a fait connaître de miraculeux. Revenons donc aux observations de
M. Woodwille.

J'avais résolu de les soumettre à un examen particulier,
pour savoir s'il était vrai qu'il y eut eu plus de trois ou
quatre vaccinés qui fussent atteints d'accidens assez graves
pour mettre la vie en danger ; je croyais pouvoir prouver
que cela était ainsi ; mais je suis dispensé de vous communiquer cette partie d'un travail fait depuis long-tems, parce
qu'on apprend dans un livre d'un autre médecin anglais,

(1) Pages 40 et 41.

cité par M. Rowley, que, d'après des observations plus récentes , il est avéré que le rapport de M. Woodwillé n'est
pas exact; car sur 500 personnes vaccinées, nommées dans
les tableaux qui font partie de ce rapport, 75 sont mortes
par suite de la vaccination.

M. Moseley fait à son tour l'énumération des accidens qui
accompagnent si souvent la vaccine et de ceux qui lui succèdent; il ajoute, en parlant des pertes que ce genre d'inoculation a occasionnées, qu'il n'en fera pas connaître davantage.

« Qu'on ne croie pas cependant, dit cet auteur (après
en avoir rapporté un certain nombre) que ce soit là tous
les cas parvenus à ma connaissance ; j'en connais malheureusement beaucoup d'autres ; mais n'est-il pas douloureux
pour les parens , de voir publier leurs malheurs domèsti-
ques, être mis en évidence pour servir de leçon aux autres ?
Je respecte trop leur douleur pour la renouveler. Il me
suffit d'avoir démontré que la vaccine inoculée ne peut pas
être mise en comparaison avec les avantages de l'inoculation variolique. » Pour moi, Messieurs, je trouve qu'il m'est
très-honorable d'avoir pensé comme M. Moseley , quoique
je sois bien éloigné de posséder des connaissances aussi profondes que lui, ni par conséquent de mériter, à beaucoup
près, le dégré de considération et d'estime qui lui sont ac-
cordées , sans aucune exception, par tous les savans d'Angleterre , et prrticulièrement par tous ses confrères.

Il vous a été dit, et l'on a prétendu vous faire croire que
mes observations *sont absolument fausses*. En me rappelant
l'opinion qu'ont prise de moi la plupart des médecins de
ce temps-ci , je trouve dans ma destinée une singularité
bien bizarre ; on me reproche généralement une fermeté
inflexible et constante dans la défense des vérités utiles ,
et, par une opposition toute singulière de sentiment , j'ai
été traduit devant vous comme un homme qui n'avait lu

dans une de vos assemblées que des faits controuvés, des observations *absolument fausses*. Il me serait facile de démontrer que je suis loin dé me déshonorer dans votre esprit par des mensonges ; ce que je dis dans ce moment est de la plus parfaite évidence. Sans sortir de l'enceinte où vous êtes réunis, Messieurs, je vois deux des membres de votre compagnie à qui j'ai communiqué mon manuscrit, eu réponse à *l'exposition des faits*, etc., terminé en novem-mbre 1812, c'est à dire, trois mois après la date du rapport de messieurs les commissaires relativement à mes mémoires. Ces messieurs, qui ont bien voulu prendre la peine de lire ce long travail, m'ont invité à le publier. C'est vous appren-dre que je n'ai rien perdu de la portion d'estime qu'ils veulent bien m'accorder; je ne les nommerai pas; je consens à oublier une inculpation révoltante qu'on fonde sur des apparences de précaution pour connaître la vérité, et qui ne sont que le résultat des moyens illusoires que monsieur le commissaire rapporteur a pris pour parvenir à ce but; la preuve se trouve toute entière dans deux des lettres qu'il m'a fait l'honneur de m'écrire ; je m'abstiendrai par égard pour lui de les rapporter ; je n'ajouterai pas qu'il lui était moins permis qu'à qui que ce fût, après une connais-sance particulière de mon caractère et de mes procédés, continuée pendant plus de 40 ans, de faire un semblable écart; il ne pouvait pas même concevoir un soupçon dans les actes de ma profession, qui me fût désobligeant. Pour ne pas entrer dans ces désagréables détails, j'avais pris la résolution de sacrifier mes observations, afin de ne pas rompre tout-à-fait une ancienne liaison qui m'avait toujours été chère. Mais la réflexion m'a fait souvenir que je n'ai pas le droit de supprimer le récit de faits importans, destinés, avec une infinité d'autres, à la défense des intérêts de l'espèce humaine, et moins encore de sacrifier ceux que j'ai extraits du livre de M. Chappon qui a malheureusement

terminé sa carrière, comme le font depuis environ 5o
ans la plupart des gens de bien.

I.ᵉʳ Fait (1). « La fille cadette de M. Goupy, banquier,
vaccinée le 18 pluviôse, est morte le 3 ventôse, le 15ᵉ jour
de la vaccination : M. Lafisse dit que cet enfant était
sujette à une gourme qui rendait habituellement beaucoup
d'humeurs et qui couvrait toute la tête. Quand cet écoulement diminuait, l'enfant était pris d'un étouffement
considérable, qui ne cessait qu'en rappelant l'écoulement...
Il survint à la nuque une tumeur qui s'ouvrit d'elle-même,
et rendit beaucoup de pus fétide. La tête se couvrit de
boutons vaccins qui se confondirent avec la gourme.
Il en vint aussi au front, aux yeux et aux lèvres. La tête
devint si douloureuse qu'on ne pouvait y toucher, sans
que l'enfant jettât des cris aigus : le pus, qui en découlait,
était d'une odeur insupportable : des mouvemens convulsifs
se manifestèrent au bras gauche ; l'enfant mourut dans ce
misérable état. » Cette observation est de M.ʳ Vaume.

Vous avez vu, par les observations insérées dans le tableau
joint à l'écrit de M. Rowley, que rien n'était si fréquent
chez les vaccinés que les engorgemens, les abcès putrides,
les éruptions de diverses espèces, les ulcères à la tête et la
mort qui s'en suit chez la plupart des malades : vous n'aurez
pas de peine à vous persuader que la vaccine a été la cause
de la perte de l'enfant Goupy. Cependant M. le rédacteur
de l'*exposition des faits* demande à M. Lafisse des éclaircissemens sur cette maladie et sur les causes présumées de
sa terminaison funeste. Ce médecin répond que l'enfant a
succombé à une fièvre ataxique : il fait avec beaucoup d'esprit des remarques *très-fines* pour établir son opinion ;

(1) Page 102.

mais qu'est-ce que l'esprit contre la vérité? quand on ne parle pas avec persuasion, on oublie toujours quelques précautions qu'il aurait fallu prendre. M. Lafisse convient que la vaccine a *peut-être* déterminé ce genre de fièvre *indépendante* de la vaccine. Le *peut-être* est une moitié d'aveu que ne devait pas laisser échapper un partisan de la vaccination, surtout en ajoutant que le *moment n'était pas favorable* pour vacciner; en convenant encore qu'au moment où les boutons vaccins se mêlèrent à la gourme, cette maladie ancienne prit *alors* le caractère d'une acreté et d'une *putridité extrêmes*.. Il m'a été très-facile de réfuter les réflexions de M. Lafisse. J'ai supprimé ces détails; je ne déroberai pas votre tems, Messieurs, en vous lisant ma réponse à toutes les objections disposées avec beaucoup d'adresse par mes adversaires; j'avais affaire à des hommes trop instruits, pour n'avoir pas besoin de les poursuivre dans tous les lieux où ils se retranchaient avec une apparence de forces qui aurait découragé tout autre assaillant.

2.e Fait. « M. Lenitz a perdu une petite fille de 5 ans et demi au 15.e jour de la vaccination. M. Moore, qui l'a vaccinée, dit qu'elle était de la plus belle santé, et n'ayant jamais eu aucune éruption cutanée que, du 8 au 9; elle eut un léger rhume et un petit accès de fièvre; que le 12e. jour de l'insertion il survint une légère extinction de voix; que le 14e. elle se plaignit d'un étouffement; que la nuit du 14e. au 15e fut très-orageuse; que les moyens sagement employés par le docteur Corona, ne purent empêcher que bientôt l'étouffement ne fit des progrès. La respiration devint très-difficile, précipitée, bruyante, et ne paraissait venir que de la trachée artère, l'inquiétude et l'agitation devinrent très-grandes, le pouls petit et intermittent, le visage pâle et moribond, et tout annonçait une destruction prochaine, qui arriva le 15 à 9 heures du soir. »

Il nous semble, disent les partisans de la vaccine, que

personne ne méconnaîtra les symptômes du croup: or, comme
cette maladie s'empare des enfans, souvent inopinément et
au milieu de la meilleure santé, marche avec une rapidité
effrayante et vient dans toute autre circonstance que dans
la vaccination, pourquoi, lorsqu'elle se rencontre dans le
cours de la vaccine, l'attribuera t'on à l'insertion du vaccin,
quand il est bien connu, qu'elle est due soit à des causes
accidentelles, soit épidémiques, totalement différentes ?
on ne doit donc pas mettre ce fait au nombre de ceux qui
pourraient démontrer les dangers de la vaccination. (1).

Il n'a pas encore été permis en bonne logique de tirer
de propositions générales, des conséquences pour en faire
l'application à un cas particulier : or les remarques de nos
adversaires ne sont pas autre chose. Nous n'examinerons pas
ici si dans la maladie de l'enfant se rencontrent les vrais
symptômes de la squinancie polypeuse; nous dirons seulement que, dans les faits recueillis par M Roulet, on remarque
des maux de gorge et même une suppuration dans l'un des
poulmons ; que, dans l'ouvrage de Woodwille, trois vaccinés ont eu des douleurs à la gorge, avec toux, fièvres et des
boutons produits par la vaccination : voyez la 6e., la 16e.,
et la 87e. observations. Nous n'oublierons pas de faire
observer que les angines ne sont pas très-rares dans les
fièvres éruptives, et que des auteurs très-distingués les
ont nommées *exauthématiques*. Consultez Sauvages,
Frédéric Hoffmann, Boerhaave, etc. Ne paroit-il pas évident, d'après ce qu'on vient d'entendre, qu'il est infiniment
plus naturel d'attribuer l'angine polypeuse de l'enfant
Lénitz, à l'action du virus vaccin, qu'à des causes vagues,
applicables à toute maladie. Que dirait-on de nous si nous
avions décidé, comme ces Messieurs, qu'il existait une

(1) Pages 16 et 17.

squinancie membraneuse chez l'enfant Lenitz , sans en
avoir donné la preuve par la démonstration de la membrane
avec l'attestation de 40 témoins? Pour le coup ce ne serait
pas sans vraisemblance qu'on nous accuserait d'employer
des faits controuvés, des *observations absolument fausses*,
pour soutenir notre systéme. On nous renverrait avec un
peu d'aigreur à Boerhaave, à Hoffmann, etc. , que nous
avons cités tant de fois dans nos autres écrits, en apportant
un peu plus d'attention que nos adversaires, quand nous
lisons les ouvrages de ces grands hommes.

Comme nos adversaires admettent l'influence des causes
accidentelles dans la formation du croux , nous les prions
de relire Home, Michaelis, Vieusseux et particulièrement
un très-bon mémoire inséré dans la collection de ceux de
la société royale de médecine ; ils se convaincront que la
vaccine est un des agens le plus apte à faire naître la maladie dont nous parlons. Par toutes ces raisons , nous
pouvons conclure que notre opinion sur la mort de l'enfant Lenitz est infiniment plus raisonnablement attribuée
à l'action du virus-vaccin , qu'à tous autres agens in-
déterminés, comme ceux qu'on suppose très-gratuitement.

3e. Fait. « L'enfant de M. Emler , agent de change ,
est morte des suites de la vaccine , après deux mois de
souffrances. Les boutons - vaccins furent entourés d'un
cercle brun noirâtre qui occupait presque tout le bras :
une rougeur inflammatoire paraissait sur le reste du bras
et s'étendait jusqu'à la main. A cette époque , l'enfant,
bien portant avant la vaccination , a décliné à vue d'œil,
sans cesser de souffrir jusqu'à la mort ».

M. Duchamois affirme que l'enfant a été vacciné *avec
succès*. Il est mort depuis, mais d'une maladie, dit ce
médecin , qui n'avait *rien de commun avec la vaccination*. Les expressions de ce certificat ne laissent apercevoir que trop ouvertement une partialité tout-à-fait aveugle

en faveur de la vaccine. Pour prouver que cela était ainsi, il fallait prouver aussi contre le témoignage de M. Vaumes, que le bras recouvert de boutons noirâtres ne devait pas son état à l'action du virus-vaccin, tandis qu'au contraire on lit dans Woodwille (57e et 58e observations) que des vaccinés ont éprouvé, dans le cours de la vaccine, des engorgemens très-étendus des bras, et que ces engorgemens ont commencé à s'élever au siége des piqûres. Le tableau de M. Rowley vous en a offert de nombreux exemples : vous avez remarqué que quelques-uns de ces engorgemens se sont gangrenés. Bien plus, M. le rédacteur de l'*exposition des faits*, etc., cite le rapport du collége de chirurgie de Londres, dans lequel on lit que de soixante-six vaccinés, vingt-quatre ont été atteints d'érésypèles ou tumeurs érésypelateuses qui, partant de la piqûre, se sont étendues jusqu'à la main avec des accidens si violens, que trois de ces malades ont perdu la vie. Il nous semble, d'après ces faits, que l'occasion n'était pas favorable pour nier que l'enfant Emler fût mort des suites de la vaccine. MM. les chirurgiens de Londres ont émis dans leur rapport une opinion tout opposée, ce qui n'empêche pas qu'on ne nous parle sans cesse de l'*innocuité* de la vaccine, et de l'admiration extraordinaire que sa *bénignité* inspire.

4e Fait. « M. Bévalet, bijoutier, a eu la douleur de voir périr sa fille, âgée de trois ans et deux mois, n'ayant cessé d'être malade depuis l'époque de sa vaccination, jusqu'au dernier jour de sa vie. Avant ce tems, elle jouissait d'une bonne santé. »

Il n'est pas nécessaire de vous rappeler, Messieurs, que ces événemens sont très-communs, vous en avez eu assez de preuves dans le tableau de Rowley.

Le 5e. fait n'annonce que la mort de trois vaccinés à Châtenay, sans désignation des accidens qui aient été cause de cette funeste terminaison.

6ᵉ. **Fait.** « M. Garrau, inspecteur aux revues; a perdu un enfant, mort le 15ᵉ ou 16ᵉ jour de la vaccination... Cet enfant a péri dans une convulsion. » M Woodwille rapporte six exemples de convulsions chez des vaccinés. L'un en a péri et d'autres ont été en grand danger. Il est bon d'observer que des sujets robustes, de l'âge de 25 ans, ont été atteints de roideur convulsive. On sait assez que, dans le cours des maladies éruptives, les convulsions ne sont pas rares, au moment où l'éruption va avoir lieu : mais il n'est aucune affection de cette nature, qui en cause d'aussi fréquentes que la vaccination, et un peu moins, la variole naturelle.

7ᵉ. **Fait.** « La fille de M. Charpentier, défenseur officieux, âgée de 4 ans et demi, vaccinée le 20 germinal, an 9, eut le 18ᵉ jour un accablement général, suivi de fièvre; le 20ᵉ. jour elle perdit connaissance; le 24ᵉ, elle mourut dans les convulsions, et, aussitôt après sa mort, ajoute, M. Vaume, son corps devint noirâtre. »

Vous reconnaissez chez cette vaccinée ce qui vous est exposé plus particulièrement dans le tableau de M. Rowley et dans celui de M.Woodewille, je passerai sous silence les observations suivantes de M. Chappon, parce qu'elles ne sont que des relations vagues avec des discussions qui manquent de précision ; il convient lui-même que les réponses aux informations qu'il a prises sur ces faits ne sont pas assez claires.

17ᵉ. **Fait.** « Madame Breton, rue Saint-Fiacre, a fait vacciner l'une de ses filles, âgée de 6 ans, et bien portante. La vaccine a parcouru toutes ses périodes. Quelque tems après, une affreusse éruption boutonneuse a couru sur tout le corps, puis a affecté sa poitrine. Tout l'art des médecins et les soins de ses parens n'ont pu la préserver de la mort. »

Il est prouvé par les exemples tirés du tableau de M. Rowley, que la gale vaccinale est extrêmement commune et que l'humeur qui la crée ne borne pas ses fâcheux effets à l'extérieur. L'enfant que j'ai vu avec M. Marjolin en fournit une nouvelle preuve.

18e. Fait. « Un général (*que M. Chappon ne nomme pas*) a fait vacciner un enfant de 5 à 6 semaines, qui avait joui d'une bonne santé, jusqu'au moment de la vaccination ; il n'a cessé d'être malade, depuis cette opération, qu'en cessant d'exister. »

C'est encore une des terminaisons fréquentes de la vaccine.

19e Fait. « Les deux enfans de M. de Laure, officier de marine, furent vaccinés en l'an X. Le plus jeune est mort environ 6 mois après dans un état de marasme.. »

Nous avons rapporté précédemment des exemples de cette fatale issue de la vaccine et des exemples de phtisie pulmonaire, etc.

20e. Fait. « Tumeur survenue à la partie latérale et supérieure de la poitrine à la suite de la vaccination. On l'ouvre, elle donne issue à une quantité de matière d'une odeur très-fétide : 40 jours après la malade est atteinte d'une éruption générale qu'on prend pour la petite vérole. Il y a environ deux mois (*on ne dit point à quel intervalle de l'éruption*) qu'elle se plaignit d'une céphalalgie, suivie des symptômes les plus graves auxquels elle succomba. Après sa mort, on vit s'écouler de sa bouche et du nez une matière purulente. »

21e. Fait. « Les deux enfans de M. Girard, tonnelier de la marine, sont morts quelque tems après l'insertion vaccinale. Il faut observer que tous les sujets soumis à cette opération, ont été vaccinés de bras à bras et que l'éruption s'est faite, telle que la desiraient les vaccinateurs. On peut ajouter à l'histoire des malheurs de la vaccine, les accidens arrivés aux vaccinés de Mahon. Le gouverneur anglais y envoya des commissaires pour faire des épreuves sur l'introduction du *cow-pox* : le résultat en fut désastreux, puisque la petite vérole étant épidémique dans cette île, il en mourut une plus grande quantité, parmi ceux qui avaient été vaccinés que parmi ceux qui ne l'avaient pas été. Le vaccin ne pouvait être suspecté de mauvaise qualité, puisqu'il était envoyé par le gouvernement, pour faire jouir ces nouveaux sujets de la Grande-Bretagne, des *bienfaits* de la découverte nationale. » (1).

J'avais donc raison de dire plus haut que les vaccinateurs de France nous faisaient des promesses mensongères, et que c'était par cette conduite blâmable qu'ils avaient séduit la multitude, souvent contre leur conscience : proposition que j'établirai dans la suite, (quoique déjà confirmée par le récit de M. Desfontaines, rapporté plus haut,) comme vérité inattaquable. D'ailleurs n'avez-vous pas été convaincus, Messieurs, par le tableau de M. Rowley et par une multitude innombrable de faits isolés, que la petite vérole, qui survient à la suite de la vaccination, est plus dangereuse que celle qui atteint les individus non vaccinés ; en sorte que plus on observe la vaccine, *plus on redoute* l'action qu'elle exerce sur le corps humain : le contraire a été avancé par un vaccinateur, avant d'avoir eu le tems de constater les effets de cette nouvelle inoculation.

Les savans de Paris, qui lisent dans l'avenir, ont avancé que le claveau, la fièvre jaune, la peste, etc., disparaîtraient de la surface du monde par le secours de la vaccine, et, dans le délire où ils étaient, on ne sait quel langage ils ont parlé. En voici un *échantillon*. « Ces circonstances ont dû nécessairement influer sur la maladie ; et puisque, d'après les observations de M. Woodwille, le développement simultané de la vaccine et de la petite vérole (*parce*

(1) Chap. *C*, p. 133.

187

que la première a le pas sur l'autre et l'arrête, etc.) peut avoir lieu, on se trouve engagé à penser que, dans plusieurs circonstances des expériences dont il s'agit, il y a double affection, (*quoique deux modes fébriles s'excluent réciproquement,*) et que la circonstance des boutons qui se sont manifestés ailleurs que dans l'endroit vacciné, est une circonstance *nécessaire* et entièrement étrangère à la vaccine (1). » On demande ce que cela veut dire?

Mais plus loin, en parlant des médecins, qui n'admettaient pas la nouvelle découverte sur le témoignage de ces *sages*, le même auteur dit avec sa suffisance ordinaire: «L'égoisme et l'ignorance routinière (*on sait à qui cette politesse est adressée*) étaient trop persuadés de l'impossibilité des phénomènes récemment publiés pour élever la voix, et la conscience de leur force les rendit modestes et silencieux. (2) » Quelle élégance, et quelle profondeur de sens dans cette phrase!

22e Fait. « L'enfant de M. Mitre, orfèvre, est aussi une des victimes de la vaccine, trois mois après avoir été vacciné. »

Cette observation est trop vague.

23e Fait. « Dans une lettre de M. Vaume..., je lis que le fils unique de M. Duvivier, demeurant rue du Faubourg Montmartre, fut vacciné le 12 floréal an 10, à l'âge de trois mois; cet enfant, bien portant jusqu'à cette époque, est mort du 4e au 5e jour de la vaccination, au milieu des vomissemens et des convulsions. »

24e Fait. « Page 6 d'un discours..., il est dit que la vaccine a produit une éruption considérable sur le corps de l'enfant de M. Drevet de Sassenage... Son corps fut couvert de boutons encroûtés, et un placard occupait toute

(1) Pages 86 et 87.
(2) Page 117.

l'étendue des joues de l'un et de l'autre côté. Il était d'un aspect hideux. Il survint oppression anasarque et cet enfant y a succombé. »

25ᵉ Fait. « Le plus jeune des deux enfans du nommé Coupié, vacciné à l'âge de 17 mois, eut, vers le 15ᵉ jour de cette vaccination, une tumeur d'un côté et au-dessous de la mâchoire depuis l'oreille jusqu'au menton : cette tumeur devenue gangréneuse prit le caractère du charbon ; des déjections sanguinolentes survinrent, et, après de vives douleurs prolongées environ trois semaines, cet enfant termina sa pénible et courte carrière. »

M. Chappon a divisé ses observations en trois ordres de faits ; vous connaissez celles du premier, je viens d'en faire la lecture. Celles du second ne concernent que les vaccinés qui ont contracté la petite vérole ; mais un grand nombre de ces faits rentre dans la série du premier ordre, attendu que l'auteur rend compte en passant de la nature des accidens et de la mort d'un certain nombre de malades : ce qui prouve que la variole, (ce que j'ai déjà dit ailleurs) au lieu d'être bénigne après la vaccination, paraît la plupart du tems avoir un caractère beaucoup plus dangereux. Au reste, quoique M. Chappon n'ait composé son second ordre que de 53 faits, la vérité est qu'on en trouve plus de cent, parce que, sous la désignation d'un seul nº, il parle souvent de trois, quatre sujets, et davantage. Dans le dernier nº, il réunit trente-deux individus vaccinés dans une seule commune. Deux mois après la vaccination 31, comme nous l'avons dit plus haut, ont contracté la petite vérole communiquée aux uns par les autres ; sept sont morts à la suite de cette dernière maladie : un seul n'en a pas été atteint. On voit que, dans ce cas, elle n'a pas été moins funeste que quan elle est naturelle, dans les épidémies qu'on compte au nombre des meurtrières. Suivent les pièces légales à la suite de cette 53ᵉ observation.

Je passe au troisième ordre de faits. Il n'est composé que du récit des divers accidens qu'on remarque chez les vaccinés, quelque soit leur terminaison. On ne trouve donc dans ce troisième ordre qu'une sorte de répétition de ce qui est dit par M. Rowley, à quelques variétés près dans quelques symptômes, mais du plus léger intérêt : car cette maladie ne se présente pas en France sous des faces différentes de celles qu'elle affecte en Angleterre.

On avait essayé, dans *l'exposition des faits*, de montrer les observations de M. Chappon sous un aspect, à l'aide duquel on s'efforçait de les faire regarder comme non avenues ; mais l'exécution de ce projet devenait dangereuse, après avoir cité celles du collége de MM. les chirurgiens de Londres, relativement à des érésypèles mortelles et d'autres accidens analogues dont on n'avait pas pu dissimuler la réalité ; il n'aurait pas été prudent d'annoncer ces faits comme *faux*, quand M. Chappon en rapportait de semblables. On prit une autre voie pour annuler tout ce que contenait le livre de cet auteur ; on rapporta par extrait une *manière* de rétractation de ce qu'il avait écrit contre la vaccine, et par là on se persuadait qu'on anéantirait les observations qu'il avait insérées dans son ouvrage.

Mais les maladies dont il avait rendu compte, avaient-elles existé ? Si cela était ainsi, sa rétractation ne prouvait tout au plus qu'un changement d'opinion : trois ou quatre phrases seulement que j'en extrairai, vous découvriront la cause de cette déclaration... « Depuis trois ans au moins je n'ai rien écrit contre la vaccine... On me met de moitié dans des ouvrages que je ne connais pas plus que leurs auteurs, et cette calomnie a pénétré jusque dans les bureaux du *ministre de la police*. Informé de cette conduite, j'ai eu l'honneur d'adresser... ce que j'appelle ma profession de foi ; intimement convaincu que je ne trouverais pas dans le comité central de vaccine ceux qui me mettent en opposition avec ce que je respecte le plus, les lois, les *vues sages du gouvernement*... Lorsque le gouvernement s'est prononcé en faveur de la vaccine, observateur aussi paisible qu'impartial, je voyais arriver insensiblement la *nécessité* d'admettre la nouvelle découverte: j'aurais été fondé dans mon opinion, que je ne l'aurais pas soutenue, dès lors qu'elle était en contradiction avec *les vues du gouvernement*... Je recommande la vaccination des sujets soumis à notre inspection... *Désormais* je ferai vacciner; j'engagerai même, etc. »

Voilà donc la pièce dont nos adversaires espèrent tirer un si grand parti! Ils ne voient pas que M. Chappon se croit déjà conduit à la préfecture de police, et de là dans un cachot! Ils ne voient pas qu'il se prosterne humblement aux pieds des gouvernans, leur demandant pardon de sa hardiesse passée ; qu'il tremble au nom de police et qu'il craint même les membres du fameux comité de vaccine.

Une considération toute particulière devait empêcher les adversaires de faire usage de la pièce dont vous avez entendu l'extrait excessivement tronqué. M. Chappon n'a publié qu'un recueil de faits épars dans différentes brochures, et de ceux qu'il a recueillis, en petit nombre, de sa correspondance. Ce n'était donc pas sur la rétractation de cet auteur qu'il fallait fonder l'espoir de faire disparaître les observations qu'il avait mises au jour dans son livre. Mais c'est assez parler de cette pièce dont j'aurai cependant occasion de faire un autre usage par la suite. J'ejouterai ici, en passant, que je ne puis trop remercier mes adversaires de la conduite qu'ils tiennent dans notre discussion ; car ils me fournissent eux-mêmes les faits qui confirment mon opinion sur la vaccine ; s'ils n'ont pas l'entendement un peu *dérangé*, ils ne prennent pas garde qu'ils anéantissent eux-mêmes leur système par la maladresse des subterfuges qu'ils emploient. Les observations de M. Chappon ont été publiées

en 1803, deux ans et demi ou trois ans après l'introduction de la vaccine en France ; qu'on fasse attention à cette
date, on sera bien étonné de l'entêtement avec lequel les
vaccinateurs continuent à défendre leur funeste système.

SEPTIÈME QUESTION.

Est-il vrai que la vaccine ne se renouvelle point ?

On lit dans les livres des vaccinateurs français que la
vaccine ne se renouvelle *jamais* : voici par quelles raisons
ils soutiennent leur opinion. « La vaccine ressemble à la
petite vérole ; or celle-ci ne se renouvelle point chez le
même sujet : donc la vaccine, qui a la même marche, n'attaque pas deux fois la même personne. » Nous n'admettons
point la comparaison : mais ce n'est pas ici le lieu de faire
connaître la différence des deux maladies. Nous sommes
forcés de regarder la récidive, très-rare, de la petite
vérole comme un fait assuré ; j'ai prouvé l'exactitude de
cette vérité dans mon *traité des maladies des enfans*. La
thèse que je soutiens dans ce moment n'est pas difficile
à défendre, puisque l'adversaire dont je combats l'opinion
me fournit lui-même mes moyens de défense.

M. Mieg a inoculé lui-même un enfant, à deux reprises
et à un an d'intervalle ; cet enfant a eu deux fois la petite
vérole (1). On voit que pour avoir écrit avec un peu trop
de précipitation, l'auteur tombe, il est vrai, d'après la
doctrine de ses maîtres, dans une contradiction impardon-
nable. Quelle assurance fonder sur le savoir de gens qui
raisonnent toujours avec ce défaut du moindre bon sens ?

Les faits qu'on oppose aux assertions des vaccinateurs,
ne les empêchent point de croire que la question qui fait le
sujet de cette discussion, n'est pas résolue d'une manière
opposée à leur sentiment. « Depuis que la philosophie a
fait des progrès, disent-ils, il n'est pas si aisé de donner

_____

(1) Trad. de Woodw. Discours préliminaire, pages 46 et 47.

les raisons d'un phénomène si extraordinaire ; on s'applique à vérifier l'authenticité d'un fait, avant d'en chercher l'explication. » Nous répondons à cette réflexion qu'il n'est pas question d'explication, mais de l'existence, ou de la non-existence de la récidive de la vaccine ; ce qui prouve, puisqu'il faut bien le dire en passant, que la philosophie de ce tems-ci fait raisonner à rebours de la raison, car c'est ce raisonneur qui rapporte lui-même le fait que je viens de citer. Nous aurons encore d'autres preuves de l'*excellence* de la logique de ces Messieurs·

M. le vaccinateur ajoute : « Il paraît douteux que les docteurs Jenner et Pearson aient pu établir l'axiôme dont il est question : au moins il ne semble pas que les preuves dont ils l'ont appuyé soient suffisantes. Lorsque la même personne a eu deux fois la petite vérole des vaches, ils ont été obligés de s'en rapporter au témoignage du malade, qui disait avoir éprouvé, quelques années auparavant, les mêmes douleurs et avoir eu les mêmes tumeurs. Ce témoignage ne peut pas être admis : si on le recevait, le nombre des personnes qui auraient eu deux fois la petite vérole serait aussi très-considérable; comment nommer cette argumentation ?) Il y a beaucoup d'éruptions qui ressemblent à la petite vérole, et les gens qui n'ont pas l'habitude d'observer attentivement et de comparer ces maladies, prennent aisément des pustules ordinaires pour des pustules varioliques. » On parle donc ainsi de MM. Jenner et Pearson ?

Il faut répondre a cette belle discussion dont aucune partie n'a de rapport avec les autres. On peut la réduire à deux points. Par le premier, on s'efforce de prouver que MM. Pearson et Jenner ont eu tort d'affirmer qu'on pouvait avoir deux fois la vaccine ; parce qu'ils n'ont vu les malades qu'au tems où ils en étaient attaqués une seconde fois. Je crois que ces deux médecins jouissent à juste titre d'une réputation distinguée : s'il en est ainsi, il n'est pas présumable qu'avant d'émettre leur opinion, ils n'aient pas fait aux malades les questions nécessaires pour s'assurer de la nature de l'affection dont ils voulaient constater la récidive, et avoir obtenu des réponses qui prouvassent que ces malades rapportaient avec exactitude les phénomènes de la vaccine naturelle.

Si, en admettant le second point du raisonnement des adversaires, le témoignage des malades n'est d'aucune valeur, il doit en arriver que l'exercice de la médecine soit souvent impossible; car n'est-ce pas sur le récit d'un malade relativement aux phénomènes qui ne sont pas apparens, qu'on juge le plus ordinairement son véritable état et qu'on détermine la nature, et le choix des moyens propres à lui rendre la santé? Comment juger les causes d'une multitude d'affections pathologiques et surtout des chroniques, si le malade ne nous instruit pas de sa manière de vivre, de ses actions habituelles, des effets qui s'en sont suivis, des sensations qu'il éprouve, du siége de ses douleurs etc.? Dira-t-on encore que son témoignage doit être récusé dans une maladie même externe, toutes les fois qu'il fait un détail exact et circonstancié de ce qu'il a ressenti, de ce qu'il a vu, de ce qu'il ressent et de ce qu'il voit encore? Et parce qu'un malade n'est pas au courant des *lumières des vaccinateurs*, on ne pourra pas ajouter foi à son témoignage! On ne se serait pas attendu à une si bizarre objection.

« Avant d'assurer, ajoutent *spirituellement* ces Messieurs, que le même sujet peut être deux fois atteint par la même contagion, il faudrait que le même médecin lui eût inoculé deux fois le *même* virus qu'on veut connaître, et qu'il l'eût vu, chaque fois, produire les mêmes effets; ou bien lorsque le malade a été affecté accidentellement par le virus, il faut que le *même* médecin ait été à portée de l'observer dans les deux cas : cela est si vrai, que la *seule* expérience qui ait été faite dans le but de voir si la vaccine pouvait deux fois se reproduire dans le corps, et par conséquent *le seul fait* qui soit ici de quelque poids, renverse l'opinion de MM. Jenner et Pearson. » (1).

Voici la conséquence que les hommes sensés tireront de ce *profond* raisonnement. Nous ne nous attachons pas ici à discuter ses défauts, dont il n'y eut jamais d'exemples. Il est évident que, pour M. le traducteur, une maladie ne peut pas être la même pour deux médecins, attendu que celui qui l'observe dans son premier cours est seul en état de la reconnaître dans sa récidive : d'où il résulte que les signes convenus entre les hommes de cette profesion, pour distinguer une affection d'une autre, ne leur sont d'aucune utilité, puisqu'aucun n'a la possibilité de reconnaître ce qui a été observé par un autre. D'où il suit encore qu'il n'y a point de science qu'on nomme mal-à-propos *médecine*; parce que les hommes, qu'on a cru jusqu'à ce jour médecins, se fondent principalement sur ce qu'ils appèlent *diagnostic* qui ne peut pas être saisi par deux d'entre eux. D'ailleurs ce diagnostic serait dérisoire toutes les fois que la maladie affecterait dans un individu une marche le moins du monde différente de ce qu'elle aurait été chez un autre : car pour être *la même*, il faut, selon l'adversaire, qu'on l'ait vu reproduire des effets rigoureusement les mêmes. Il est vrai qu'il dit ailleurs qu'on ne peut pas s'attendre à trouver beaucoup de précision et de régularité dans les symptômes de l'action locale de la petite vérole des vaches, puisque ceux de son action générale sont eux mêmes très peu déterminés et si peu réguliers (p. 20), qu'on ne doit pas s'attendre à la même forme de maladie, si on croit la trouver absolument semblable. Il résulte enfin de ce qui précède que les vaccinateurs démontrent *rigoureusement*, par leurs

(1) Discours préliminaire, page 44.

raisonnemens qu'ils ne sont rien moins que médecins. Revenons aux allégations qui nous apprennent que la vaccine n'a point de récidives : ils démontrent aussi, etc.

Vous vous rappelez, Messieurs, que la *seule* expérience qui ait été faite, *et par conséquent* le *seul fait* qui soit de quelque poids, renverse l'opinion de MM. Jenner et Pearson. Que pourrait-on desirer de plus persuasif que cette affirmation ? Cependant le savant, qui raisonne si juste, dit cinq pages plus loin. « Les docteurs Pearson et Woodwille auraient dû prononcer d'autant moins vite, sur la possibilité d'avoir deux fois la vaccine, qu'ils n'en ont vu qu'un ou deux exemples de cette espèce (1).» N'aurait-il pas pu passer sous silence un aveu si inconsidéré, qui répand tant d'inquiétude sur la profondeur de sa doctrine et sur la justesse de sa logique ?

On lit dans un livre de l'un des confrères de l'auteur que nous citons, ce que nous allons fidèlement transcrire. « M. Woodmann d'Alesbury dit que la vaccine ne s'exclut point elle-même, et que les bergers l'ont quelquefois à plusieurs reprises (2). » Il est vrai que ce médecin pense comme le précédent et qu'un petit nombre de faits, que l'on pourrait même contester, ne suffit pas pour *s'élever à un principe :* il voit aussi les choses *en grand ;* il a, comme le précédent une logique *excellente.* Mais on aura bien mauvaise opinion de M. Aikin (1) « La vaccine, dit franchement cet auteur, dans son état naturel, c'est-à-dire, quand elle est propagée immédiatement de la vache affectée aux mains de ceux qui l'ont traitée, peut affecter l'homme plusieurs fois et dans un nombre qu'on ne peut pas déterminer ; mais après une première attaque, elle devient en général plus modérée dans ses symptômes et particulièrement moins

(1) Page 45.
(2) Traité historique , page 64.

capable de produire la fièvre et l'*indisposition* générale qui accompagne toujours la première infection. Il y a cependant des exemples où la seconde, et même là troisième attaque, ont été, à tous égards, aussi graves que la première : mais ils sont rares (1). » On observera que M. Aikin prévient que les faits dont il rend compte, sont pleinement confirmés par l'observation et par les expériences les mieux faites. M. Rowley parle d'un fermier anglais, dans les étables du quel le cow-pox infecta trois fois les vaches ; une des femmes, qui les trayaient contracta trois fois la vaccine, éprouva à chaque fois les accidens les plus douloureux et les plus rebelles que fasse naître ce genre de maladie.

J'oppose donc à l'opinion des adversaires celle de M. Woodwille ; Jenner, Pearson, Woodmann, Rowley, Aikin, etc: en attendant que, par les secours de la logique des vaccinateurs, je devienne capable de m'élever, à leur exemple, à un grand principe, quand j'aurai reconnu la solidité de leur doctrine confirmée par le *seul fait* négatif *qui soit de quelque poids*, etc.

HUITIÈME QUESTION.

La vaccination est-elle contagieuse ?

Vous avez entendu, Messieurs, les raisonnemens par lesquels les partisans de la vaccination en France, se sont efforcés de soutenir qu'elle ne se renouvellait pas, et c'était un des grands avantages qu'ils lui attribuaient. Mais ce qui séduisait le plus la multitude, était d'opposer à la contagion varioleuse, l'innocuité de la vaccine *non contagieuse ;* en sorte que, selon eux, on pouvait, sans danger pour soi ni pour les autres, parcourir les cercles où se rassemblent des oisifs qui prodiguent aux femmes des adorations dont elles n'ignorent pas le défaut de sincérité. Vous jugez qu'un genre

---

(1) Aikin, abrégé des faits, etc., page 16.

d'inoculation, qui n'apportait aucune interruption dans les
plaisirs, devait faire une prodigieuse fortune à Paris et de là
dans le reste de la France, et il l'a faite. C'était se mettre
à l'abri de la petite vérole, sans sacrifier un seul moment
d'amusement : aussi tout le monde avait appris un axiôme
très-favorable aux dispositions d'esprit des personnes qui
ne trouvent de manière d'exister que dans la dissipation. Or
cet axiôme est conçu en ces termes « la seule chose commune
entre l'inoculation de la petite vérole et de la vaccine, est
de mettre l'homme, qui les a subies, à l'abri du danger de
contracter la première, par quelque voie que la contagion
de cette maladie puisse l'atteindre (1). «

On s'est bien gardé de parler de la contagion de la vaccine.
Cependant le traducteur de M. Woodville n'a pas dissimulé
cette vérité, qui est devenue publique dès le mois de mai 1799.
Le médecin anglais convient que cela arrive lorsque la maladie produit de nombreux boutons sur la surface du corps ;
les exhalaisons qui en émanent, infectent les personnes qui
entourent le malade et leur communiquent la vaccine. « J'ai
eu dernièrement, ajoute-t-il, occasion d'observer deux cas
semblables; dans l'un, les symptômes furent graves, l'é-
ruption fut confluente; dans l'autre, la maladie fut très-modérée. Il n'y eut que très-peu de boutons. (2) » On trouve
dans les tableaux de M. Rowley plusieurs exemples de la
communication de la vaccine entre des frères et sœurs et
entre d'autres enfans voisins des malades, sans doute, parce
que, dans le dernier cas, ils se trouvaient quelquefois ensemble pendant le cours de la maladie des vaccines.

On ne conçoit pas trop comment le traducteur de
M. Woodville contredit la vérité avancée par ce médecin.
Il prétend que la vaccine ne se communique pas par des

(1) Exposition. page 6.
(2) Wodw, page 111.

effluves , (comme Woodwille l'assure), par des miasmes subtils et capables d'être soutenus dans l'air qui nous environne. MM. Jenner, Simmons et Pearson , avec beaucoup d'autres, l'ont dit(1). Depuis quand prétend-on anéantir l'existence d'un fait par une simple dénégation ? Comment M. le traducteur ose-t il avancer que les effluves élevés du corps vacciné , qui a une éruption concluente , ne sont pas capables de communiquer la vaccine? Comment se perd-il en explications évasives, fort peu confluentes, et très-insignifiantes , pour contredire son auteur et anéantir son témoignage ? Mais les vaccinateurs se persuaderaient-ils qu'un air infecté n'a plus la propriété d'être le véhicule des miasmes nuisibles à la santé ?

On reconnaît ici le parti pris par ces Messieurs de nier formellement ce qui contredit leur système. Pour soutenir ce qu'ils avancent, ils accumulent des suppositions étrangères à la question , dans le dessein de faire perdre de vue l'objet opposé aux maximes qu'ils sont convenus d'admettre, ne fût-ce qu'en excitant l'impatience des lecteurs par des raisonnemens pitoyables , dernière ressource qui réussit parfaitement à ces *savans*. Remarquons en passant que, pour rendre son opinion apparemment plus vraisemblable et *pour ne rien laisser à désirer* , le même vaccinateur cite encore deux autres exemples d'une semblable contagion observée par M. Barry, qui les soumet à la réflexion de MM. Jenner et Pearson. Je conviendrai tant qu'on voudra que ce dernier trait annonce l'érudition de M. le traducteur, et peut-être a-t-il été flatté qu'on le crût très-instruit. Dans la satisfaction que lui a procurée cette pensée, la vanité lui a fait oublier qu'il était impossible de montrer une plus parfaite privation de raison.

M. Aikin , au lieu de nier la contagion de la vaccine , croit

_____

(1) Discours préliminaire, page 24.

que, quand elle est dans sa plus grande activité, elle peut se communiquer par l'intermédiaire seul de la surpeau qui tapisse les narines et les lèvres, et qu'en cela le virus vaccin est aussi actif que celui de la petite vérole. (1)

Des partisans de la vaccine n'ont rien dit de la communication de la gale vaccinale. Ce fait est rapporté dans le tableau des accidens produits par la vaccine, de M. Rowley, n. 245 et 246. Les enfans de M. Pope eurent, six semaines après la vaccination, une *cow-pox*-gale, des tumeurs.... qu'ils ont communiquées à la mère et à cinq enfans; ce qui prouve que la *cow-pox*-gale est contagieuse comme la vaccine elle-même. Le même auteur dit que l'enfant de M. Weston a eu une *cow-pox*-gale affreuse sur la partie inférieure de la figure, tellement contagieuse, qu'elle se communiqua même au sein de madame Weston, n. 482. Comme nos vaccinateurs attribuent les éruptions qui se déclarent pendant le cours de la vaccine, ou qui lui succèdent, à des causes étrangères à l'action du virus vaccin, et qu'ils nient les maladies consécutives de la vaccine, ils n'ont pas d'autre parti à prendre, pour dissiper l'impression que pourraient produire ces faits sur l'esprit des lecteurs, que de réitérer leur réponse sur la contagion de la vaccine elle-même. Ils savent que, dans ce pays-ci, on ne réunit presque jamais deux idées ensemble, et qu'on peut impunément se contredire d'une page à l'autre, ou dans la même page, sans que cela fasse aucun tort à la *haute* réputation de savoir qu'ils se sont acquise dans la multitude. Mais il viendra un temps où l'habitude de dissimuler les malheurs que produit leur méthode, ne fera plus de dupes. Je ne crois pas qu'il y ait une cause plus persuasive de faire rejetter ce mode inoculatoire, que la connaissance de sa contagion, et surtout celle

---

(1) Aikin, abrégé, page 19.

de la gale et des accidens graves ou mortels qu'elle occasionne.

Soumettons maintenant à un examen abrégé, un des plus grands accidens auxquels elle donne naissance.

NEUVIÈME QUESTION.

Le virus de la vaccine attaque-t-il quelquefois les viscères ou les organes dont les fonctions sont nécessaires à la conservation de la vie?

N'est-il pas prouvé par de nombreuses observations que les parties intérieures ne sont pas plus à l'abri de l'invasion du virus vaccin que les extérieures ? En cela ce virus agit sur nous comme toutes les matières agaçantes septiques introduites par des plaies. Si nous commençons par l'examen de ce qui se passe dans le cerveau, nous trouvons que quelques vaccinés ont eu des affections comateuses, telles que le délire et très-fréquemment des convulsions, ainsi que cela est prouvé par les différens tableaux dont il vous a été donné connaissance. Vous avez même remarqué, Messieurs, que la mort n'était pas très-rare à la suite de cet accident. L'angine exauthématique est décrite deux à trois fois dans le tableau de M. Woodwille, dans celui de M. Rowley et dans celui de M. Chappon, et notamment chez l'enfant qu'on a dit être mort du croup. Les vomissemens spontanés, accompagnés de vives anxiétés, démontrent que l'estomac est souvent lésé par le virus vaccin ; mais il opère beaucoup plus de désordres dans les entrailles, puisque, indépendamment des douleurs vives qu'il excite dans ces organes, il y occasionne quelquefois des engorgemens très-difficiles à résoudre, comme cela est prouvé par les symptômes observés chez les deux fils de M. Porchet à Blois, dont l'un était mort avant mon arrivée, et l'autre si dangereusement malade que je ne pus le guérir que dans un laps de tems assez considérable. J'ai trouvé chez la fille du quartier-maître de la gendarmerie un engorgement volumineux et d'une consistance assez solide, qui avait son siège dans la région ombilicale : il a fallu au moins six mois pour lui rendre la santé. Mais une particularité singulière mérite votre attention, c'est qu'avant et pendant le cours du traitement, il survenait, sans qu'on s'y attendît d'après l'état de la malade, un brusque accès de fièvre avec des variations dans sa force, et dans sa durée, qui s'étendaient quelquefois a plus de 15 à 20 jours. Toute l'humeur morbifique n'était donc pas déposée sur les parties affectées; et une portion restait mêlée au sang pendant un certain tems et venait ensuite renouveller les accidens fébriles. Vous vous rappelez qu'un des petits Marquet a eu, à diverses reprises et à de longs intervalles, une tumeur qui n'a point été résolue, dont la base était située à l'angle de la mâchoire droite. Nous aurons encore occasion de remarquer que la vaccine, quand son cours n'est pas paisible, produit des accidens qui n'ont point une marche régulière ; il semble que l'humeur, qui reste mêlée à nos liquides, dans les cas même où elle paraîtrait devoir être fixée, divague sans cesse et met la vie des malades en danger, par des symptômes très-dissemblables ; M. Marjolin et moi avons eu une preuve bien extraordinaire de cette fantasque divagation, pendant beaucoup plus d'un an, dans l'aîné des enfans de M. Marquet, frère de celui qui a eu des abcès à environ un an d'intervalle ; mais chez celui-ci, ces abcès ont constamment occupé le même siége ; ce qui n'est pas moins une singularité par rapport aux effets ordinaires du virus vaccin.

Dans le nombre des observations qui concernent les accidens produits par la vaccine, on compte des tumeurs abcédées qui avaient communication avec la capacité intérieure du thorax, des abcès dans la substance des poulmons. mais rien n'est peut-être aussi extraordinaire que le fait sui-

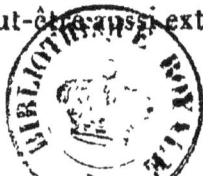

vant. Mlle. d'Aux fut amenée à Paris, par M. son père, dans une pension de personnes de son sexe, rue du Harlays. Elle avait une toux convulsive qui ne lui laissait pas un instant de repos : le son en était affreux, profond, grave et guttural ; il ressemblait plutôt à un hoquet qu'on pourrait nommer *avorté* et comme suspendu brusquement au moment où il se faisait entendre, qu'à aucune espèce de toux connue, au reste se répétant cinq et six fois dans un clin d'œil, et chaque accès de cette espèce se renouvellait huit ou dix fois dans l'espace d'une minute. A ce bruit on se sentait la poitrine serrée, et l'on avait besoin de faire de tems à autre de grandes inspirations pour se délivrer de la gêne qu'occasionnait symphatiquement ce phénomène morbifique dont on ne connaît point d'exemple. J'ai fait un traitement très-actif, dont la durée a été prolongée à plus de six mois, avant d'obtenir la guérison. Une très-légère gale vaccinale ne me laissait pas le moindre doute sur la cause matérielle de cette singulière toux. Quoiqu'il y eût au moins huit ans que cette demoiselle eût été vaccinée : la toux dont j'ai rendu compte ne subsistait pas depuis plus d'une année. M. Gesber, en parlant des accidens qu'entraîne la vaccine, dit qu'on remarque chez quelques vaccinés, à diverses époques, après la vaccination, *le caractère quinteux* et convulsif des premiers tems de la coqueluche ; ce qui confirme l'exactitude de mon récit sur la maladie de mademoiselle d'Aux.

L'an dernier (1818), la sœur cadette de cette demoiselle a été atteinte, dans la pension de Mlle. Clément, rue des Martyrs, d'une rougeole très-fâcheuse, avec des symptômes anomaux, qui ne sont point ordinaires à cette maladie dont la durée s'est étendue à plus d'un mois. A la convalescence, une gale vaccinale, à la vérité très-faible, s'est montrée sur la peau ; il m'a fallu une année entière pour la guérir. Dans le même tems, le frère de cette demoiselle a contracté aussi la rougeole dans la pension de M. Massin, près la place Royale St.-Antoine. Il a péri de cette maladie, avec des accidens qui, sur le récit que m'a fait, la veille du jour où il est mort, le médecin qui lui donnait ses conseils, avaient un caractère tout-à-fait bisarre et d'une violence extrême : mais ce qui est surprenant, c'est que les poulmons étant particulièrement affectés, et la fièvre étant très-violente à divers intervalles dans le jour, la respiration était à peine gênée, et la plupart du tems ne le paraissait pas du tout.

La matrice n'est pas à l'abri de l'irruption de l'humeur vaccinale. M. Chappon en rapporte deux exemples dans son livre sur les *dangers de la vaccine* (1). « Les deux très-jeunes demoiselles R.., rue St-Honoré, vaccinées, à ce qu'on dit, avec succès, ont eu, après leur vaccination, une irruption abondante de boutons qui ont eu le caractère vésiculaire *febris ampullosa* : un écoulement, parfaitement semblable à celui des fleurs blanches de la plus mauvaise qualité, a succédé à cette éruption. Cet écoulement abondant et très-âcre a été de longue durée. »

« Une petite fille de M. Guinaud, peintre en voiture, rue de Vaugirard, a été vaccinée à l'âge d'environ 4 ans... Deux mois après la vaccination, cette petite fille, qui avait toujours été languissante depuis l'opération, a été attaquée d'une éruption de très-gros boutons épars sur tout le corps. Ils se sont élevés en très-grande abondance sur le visage qui s'en est trouvé masqué d'une croûte épaisse... En même tems que cette très-âcre et très-rebelle éruption subsistait..., il lui est survenu un écoulement assez abondant, comparable à des fleurs blanches de mauvaise qualité. Cet écoulement, auquel cet enfant n'a jamais été sujet, a duré

(1) Page 247 et suivantes.

plus de deux mois consécutifs, et a déjà reparu plusieurs fois. » (1)

J'ai reçu, il y a environ quatre ans, une lettre de M...; notaire, relativement à la vaccination de Mlle. sa fille cadette. « Dès les premiers jours, l'enfant est tombée dans un grand affaiblissement, interrompu par des douleurs aigues en différentes parties du corps. La fièvre, qui s'est développée en même temps, ajoute le père de la malade, s'est augmentée de jour en jour, avec l'accroissement des autres accidens, jusqu'au douzième. A cette époque, il s'est déclaré un écoulement par les voies de la génération, d'une matière que sa mère compare aux fleurs blanches, âcres, verdâtres, un peu irritantes et abondantes. Dès ce même jour, les accidens ont diminué progressivement, mais lentement, d'intensité; car cet écoulement n'a été tari qu'après six semaines, et alors la matière était devenue blanche, égale, et n'occasionnait pas la moindre cuisson. A la cessation de cet écoulement, ma fille a eu bon appétit, s'est fortifiée de jour en jour. Elle jouit actuellement d'une bonne santé. »

» Le vaccinateur considérant qu'il n'avait paru aucun bouton de vaccin sur le corps de cet enfant, a regardé cet évènement comme le produit d'une fausse vaccine : il a réitéré la vaccination deux fois, à deux mois d'intervalle, cette double opération n'a été suivie d'aucun signe d'action; et pour ces deux fois, la santé de ma fille n'en a pas été altérée et s'est conservée en bon état. »

N'est-il pas évident, par la marche de la maladie de l'enfant de M. le notaire, qu'il s'était fait un mouvement judicatoire qui avait expulsé au dehors la matière morbifique. Mais comme les médecins de ce tems-ci n'admettent pas les crises, il était tout simple que celui du père de la jeune

---

(1) *Idem*, page 250.

malade se persuadât que la vaccine n'avait pas eu lieu. S'il avait eu quelqu'instruction , il n'aurait pas exposé l'enfant à contracter deux fois une maladie dont l'effet est bien loin de se passer dans la partie où le pus vaccin est inséré : il y a donc dans sa conduite une preuve manifeste d'ignorance des principes les plus communs de sa profession. Le livre de M. Chappon était imprimé en 1803 ; et celui de Woodwille, traduit en français sur la fin de 1799, ou tout au plus tard, au commencement de 1800. Il me semble que ceux qui desiraient acquérir quelques notions sur les effets de la vaccination , auraient dû chercher des instructions dans l'écrit du premier auteur qu'on eût en France, sur la nouvelle inoculation qu'il condamne. Nous dirons ailleurs pourquoi les choses se sont passées autrement. Qoiqu'il en soit, on lit dans Woodwille l'exemple d'une crise complète de douleurs violentes des entrailles, avec une fièvre intense et les indices d'un danger éminent pour la vie du sujet vacciné , lorsqu'une diarrhée judicatoire a terminé heureusement la maladie. Mais c'est assez prouver que les viscères, quels qu'ils soient, ne sont pas à l'abri de l'irruption souvent funeste du virus vaccin sur eux.

DIXIEME QUESTION.

Qu'entend-on par fausse vaccine , vaccine BATARDE *et à quels signes peut-on la reconnaître ?*

Il a été convenu généralement que la vaccine bâtarde n'était pas le préservatif de la petite vérole , et n'opérait aucun effet sensible sur l'économie animale. C'était déjà une assez grande hardiesse d'avoir imaginé une différence de principes dans une matière qui , perdant sa propriété contagieuse, paraissait n'avoir subi qu'un affaiblissement qui la mettait hors d'état de reproduire la maladie qu'on attendait de son insertion. Un vaccinateur nous apprend qu'une espèce de matière bâtarde a la faculté d'être trans-

8

mise d'un individu à un autre, en conservant les caractères qui la font juger bâtarde, et qu'elle passe dans d'autres sujets successivement, avec le même défaut. Nous ne connaissons rien de semblable dans le virus variolique, et quand, par laps de tems, il est énervé, il ne produit rien de sensible dans l'ordre de la santé, ou s'il occasionne un peu d'inflammation dans la plaie où il a été déposé, sans exciter l'effet qu'on en attendait, nous ne disons pas qu'il y ait une variole fausse ou bâtarde, parce que nous n'usons pas d'un subterfuge, trop souvent employé par les vaccinateurs de mauvaise foi.

Un second nous dit : « Quelquefois les vaches sont attaquées d'une maladie presque semblable et que l'on peut confondre aisément avec la vraie vaccine. Les phénomènes qui s'en suivent, quoique semblables en quelque sorte à ceux qu'offre la vraie vaccine, ne mettent pas l'opéré à l'abri de l'infection ; « ce qui doit sans doute s'entendre de l'aptitude à contracter la variole ? Il aurait été convenable que l'observateur désignât les caractères de cette fausse vaccine. Nous ne parlerons pas ici des craintes que fait naître son silence à cet égard. Le même auteur distingue deux vaccines bâtardes : « L'une, qui tient au pus dégénéré de la vraie vaccine, et l'autre, qui vient d'un ulcère si semblable au cowpox, qu'on peut aisément les confondre. » Cet écrivain ne nous donne pas plus d'éclaircissemens que les autres, sur les signes de la fausse vaccine nouvelle de son invention.

Un troisième nous affirme : « Que l'une des deux fausses vaccines est celle qui se développe sur un individu qui a déjà eu la petite vérole. » Cela n'arrive donc pas souvent ; car M. Rowley et d'autres médecins anglais, qui ont vu la vaccine chez des inoculés, n'ont remarqué aucune différence en elle et celle qui se déclare chez les sujets qui n'ont pas eu la petite vérole. « L'autre, ajoute le même auteur, est le produit d'une irritation phisique sur un individu non *variolé* et qu'on a vacciné. » Les vaccinateurs assurent qu'une lancette, dont la pointe est un peu émoussée, opère une irritation qui détermine une altération dans les principes du virus vaccin : il faut que ce virus soit bien disposé à subir des mutations qui le détériorent ! Ces irritations naissent encore de la présence d'un fil infecté inséré dans la plaie faite pour le recevoir. De l'introduction dans la plaie d'un vaccin vitreux, survient un effet subséquent qui consiste dans une légère absorption du virus : cet effet subséquent devrait, suivant le vaccinateur, occasionner une *semi-fausse vaccine*; car une légère absorption, dit-il, *doit un peu vacciner*. Quelle précision dans la manière d'observer ! En continuant leurs recherches avec autant de soins, ces Messieurs ne manqueront pas de trouver des centièmes de vaccine. Aussi cet inventeur de *fractions de vaccine* est-il magnifiquement loué par un de ses confrères, qui ne cache pas, avec assez de prudence, le chagrin qu'il a de n'avoir pas imaginé ce subtil subterfuge, avec lequel on répondra toujours *victorieusement* aux objections qu'on fait souvent aux vaccinateurs.

Un quatrième nous donne pour signes distinctifs de la fausse avec la vraie vaccine, la marche un peu plus prompte de la première et la croûte qui a le même aspect, qui ne tombe qu'à l'époque où celle de la vraie tombe elle-même ; mais elle est un peu moins large et moins épaisse. Jugez, Messieurs, quelle tranquillité on aurait procuré à notre esprit, en prenant rigoureusement les dimensions de cette croûte, afin de savoir au juste à quel point se terminait son étendue et son épaisseur, pour la distinguer de la vraie vaccine ! Cependant, il se rencontrera des hommes pointilleux qui diront aux *savans* qui vaccinent : « La maladie d'un tel a été reconnue pour vaccine vraie; les pustules vaccinales étaient plus petites, et moins remplies, proportionnellement à leur étendue, que chez d'autres sujets :

la dessication de la matière n'a donc pas pu fournir une croûte aussi grande et aussi épaisse que celles de beaucoup d'autres vaccinés. Je n'augure pas quel sera le mensonge avec lequel le vaccinateur sortira d'embarras. »

Un cinquième nous certifie que la durée prolongée des pustules est inséparable de la vraie vaccine ; la commission médico-chirurgicale de Milan nous certifie au contraire que cette circonstance est tout - à - fait indifférente à *leur effet bienfaisant.*

Un sixième veut qu'on inocule de bras à bras, parce que le contact de l'air, pendant quelques instans, anéantit souvent les propriétés du virus. Les Milanais ne sont pas de cet avis ; ils se sont assurés qu'après douze jours le virus n'avait rien perdu de ses vertus. Ils prétendent encore que la vraie pustule vaccine est également celle qui paraît trois jours après l'insertion, comme celle qui s'élève depuis cette époque, jusqu'au dix-septième jour.

Cependant les inoculateurs de Milan reconnaissent neuf circonstances dans lesquelles la matière vaccinale *peut* perdre ses propriétés. D'abord, par un trop long séjour dans la pustule, elle ne devient plus propre qu'à créer une vaccine bâtarde, ou ne rien produire du tout. Mais si, comme d'autres médecins l'ont fait, on vaccine avec les croûtes réduites ou non en poudre, comme dans quelques méthodes varioleuses, la dessication de la matière devient bien autrement parfaite, et par cela même ne devrait être d'aucun effet ; or le contraire est prouvé.

2°. La pustule vaccinale peut contenir une matière limpide qui ne soit pas propre à produire la vraie vaccine ; ou elle engendrera la fausse. Comment se fait-il donc que cette matière délayée dans un peu d'eau ne propage pas toujours l'infection, quand les médecins, qui la rejettent dans cet article, rejettent aussi celle qui a de l'épaississement, et avouent, probablement sans y penser, dans le

moment où ils parlent ainsi, que la plupart des vaccinateurs n'en emploient pas d'autres, condition *qui est plus
que suffisante, qui est même*, selon eux, *le signe pa-
thognomonique du bon vaccin et qui sert à le diriger
avec avantage dans le traitement de la vaccine?*

3°. Si, pour pratiquer plusieurs opérations, l'on pique et
l'on vide deux ou trois fois la même pustule, la matière,
qui y afflue et s'y reproduit, est ordinairement inerte, on
ne communique que la vaccine bâtarde, bien que le liquide
soit limpide. La commission a eu occasion d'observer que
cela se peut dire seulement des pustules qui ont dépassé
le point de leur maturité. Il y a donc dans cet article trois
systèmes, deux absolus et le troisième conditionnel, qui
sont en opposition complète. Quel choix fera le lecteur?

4°. La manière de propager l'infection peut être suivie
de la fausse vaccine : la méthode par les fils produit le
plus souvent cet effet. La matière desséchée sur les verres
présente le même inconvénient. Mais la plus souvent fautive est celle qu'on a desséchée sur la pointe d'une lancette. Les vaccinateurs ne peuvent donc pas être une
seule fois d'accord sur le point de leur prétendue doctrine
le plus facile à établir par l'expérience !

5°. Si la matière recueillie sur des verres n'est pas assez
dissoute, ou l'est un peu trop, au moment de l'insertion,
dans le premier cas, en conservant sa consistance et sa
dureté gommeuse, introduite dans la peau, elle peut être
cause d'une irritation, produit d'un effet mécanique qui
détermine la fausse vaccine. »

Ce mot *peut*, répété trois ou quatre fois dans chaque
phrase, ne nous prouve-t-il pas que les vaccinateurs ne nous
donnent que le produit de leurs rêves fantastiques ?

6°. L'action de l'air sur le virus vaccin a fait voir que
ce virus, même en inoculant de bras à bras, *pouvait* perdre
sa propriété contagieuse, ou en acquérir une mauvaise, de-

manière à ne donner naissance qu'à une vaccine bâtarde. Ceci contredit les Milanais qui la conservent 12 jours: mais nous verrons bien autre chose.

7°. Une aiguille qui n'est pas bien affilée peut engendrer la vaccine bâtarde : cette aiguille, au lieu de couper, déchire; d'où il *doit* résulter une irritation et une inflammation... Le travail que nous ne connaissons pas... « Remarquez, Messieurs, que nos adversaires, qui ignorent le travail auquel donne lieu dans la plaie et dans les environs l'aiguille mal affilée, tirent justement de cette ignorance la raison qui les engage à porter un pronostic absolu. »

8°. L'aiguille bien tranchante et bien affilée peut encore susciter la fausse vaccine, par l'inexpérience du vaccinateur qui l'introduit trop profondément dans la peau, etc. « Cette proposition est en contradiction parfaite avec les principes de la bonne chirurgie : car plus est ample la surface lésée qui reçoit un virus, plus la propagation de la matière infectante est assurée, et plus elle conserve la propriété de rendre semblables à elle les liquides auxquels elle se mêle. Les succès des Géorgiennes et des Circassiennes, qui enfoncent obliquement dans la peau, et en plusieurs parties, un faisceau d'aiguilles, démentent l'assertion des vaccinateurs de Milan et de Paris. »

9°. Si, après avoir évacué la première matière de la pustule, l'inoculateur peu instruit, voulant faire d'autres insertions, tente avec force d'en obtenir de nouvelles, et s'il comprime la pustule et les parties circonvoisines, la matière, qui en découlera, n'aura *probablement* pas les qualités de la vraie vaccine et donnera la fausse. « *Probablement!* Quelle solidité de principes! »

Rapportons pour dernière proposition celle que j'extrais encore du même recueil. On est convenu dans cet écrit qu'un pus passif est sans action : mais si on l'inocule avec un fil, (qui anéantirait ses propriétés, la plupart du tems) ce fil ranime, ou plutôt renouvelle la vertu infectante. Cependant on termine cette remarque, en avouant que l'irritation mécanique causée par le fil doit être prise en considération; ce qui diminue beaucoup l'avantage de cette méthode. Que devient donc le renouvellement de la vertu contagieuse rendue par le fil au pus vaccin qui ne jouissait pas de ses propriétés? Je ne connais que *défunt* OEdipe qui aurait été capable de nous expliquer ces énigmes-là.

Vous avez pris connaissance, Messieurs, de la somme des agens qui anéantissent la qualité infectante du vaccin dans le plus court espace de tems ; M. Valentin, de Nancy, annonce aux vaccinateurs qu'il conserve le virus, 36, et 100, et même 150 jours, propre à inoculer *avec certitude*. Vous êtes donc convaincus que tout est contradiction choquante dans ce qu'avancent les vaccinateurs sur les causes de la fausse vaccine, comme si un liquide plus ou moins altéré, en quelque maladie que ce fût, naturelle ou artificielle, ne produisait pas des effets différens, et comme si les dispositions particulières des sujets vaccinés n'étaient pas aussi la cause des variétés de résultats de la part de l'action du virus. Enfin, pour vous donner une dernière idée de l'extravagance jusqu'à laquelle on porte cette conception de fausse vaccine, un peu suspecte de mauvaise foi, n'oubliez pas, je vous en conjure, que les vaccinateurs, opérant, au même instant, avec le même virus et de la même manière, font naître, chez Pierre, une vraie vaccine, et chez Paul, une vaccine bâtarde;| pour comble de déraison, ces Messieurs trouvent une vaccine vraie sur une partie du corps, et une fausse sur une autre partie du même individu; en sorte que le virus est en même tems du faux vaccin et du véritable ; ce qui signifie que, dans l'esprit des vaccinateurs, une chose existe ensemble et n'existe pas.

Je crois, Messieurs, que ces détails ont dû vous ennuyer jusqu'à l'impatience; mais remerciez votre destinée,

qui ne vous force pas à vous appesantir, comme j'ai été
obligé de le faire, sur des discussions aussi révoltantes que
celles que vous avez entendues.

ONZIÈME QUESTION.

*La vaccine, disent nos adversaires, peut-elle produire
des accidens et même des maladies funestes dans le
développement de ses effets immédiats ?*

Je crois, Messieurs, que la somme des faits qui vous
ont été communiqués ne permet pas de douter que l'action
de son levain ne soit très-dangereuse. D'ailleurs nos adversaires sont forcés à reconnaître la réalité des faits malheureux dont l'existence est constatée par le collége de
MM. les chirurgiens de Londres et par la société Jenno-
rienne même (1) ; et remarquez que ce n'est pas sans peine
qu'ils cèdent à l'autorité de ces deux corps. *Il en est cependant*, disent-ils, *sur lesquels il est difficile d'élever
des doutes raisonnables...* Mais *le collège n'a pas dit quel
avait été l'effet immédiat de ces vaccinations et à quelles
conditions on pouvait rapporter leur insuffisance.* Quel
dommage qu'on ne puisse pas soumettre une compagnie
respectable aux lois qu'on impose aux particuliers, (quoiqu'impossibles à remplir et quoiqu'inutiles pour la solution
de la question) afin de dominer l'opinion sans contradic-
teurs qui aient des droits à la croyance publique ! Nous aurons occasion de donner un abrégé des conditions auxquelles on soumet les médecins qui se hasardent à produire
des faits qui ne sont pas favorables à la vaccine. Mais, puisque nous avons un aveu forcé de nos adversaires, et une
multitude effrayante de faits qui constatent les désastres
survenus dans le cours de la maladie provenant de la vaccine, passons à un autre ordre de faits, et laissons ces MM.
faire des réponses évasives à leurs propres questions.

(1) Page 47.

DOUZIÈME QUESTION.

Doit-on regarder comme maladies consécutives de la va-
cine, celles qui subsistent après son cours, soit qu'elles
aient commencé avec lui, soit qu'elles ne se décla-
rent qu'après un tems, même prolongé, et doit-on
ranger dans ce nombre la gale vaccinale, les ulcères,
les tumeurs, les abcés, etc., ne fut-ce même qu'une
détérioration habituelle de la santé, depuis la vacci-
nation, chez des sujets qui avaient toujours joui d'une
bonne constitution avant cette opération?

Nous avons encore un aveu échappé à nos adversaires,
sur l'existence fréquente des affections consécutives : il est
conçu en ces termes.

« Nous avons rencontré des personnes étrangères à l'art,
et spécialement des parens, qui nous ont assuré que leurs
eufans, vaccinés soigneusement et avec succès, quant au
cours naturel de l'opération et de ses effets immédiats,
avaient, depuis la vaccine, éprouvé des *incommodités,*
quelques-unes des éruptions vagues et une faiblesse de
santé qu'elles ne connaissaient pas du tout avant la vaccination. Ces accidens avaient *même*, dans quelques cas, obligé de recourir à des vésicatoires, pour éloigner des suites
qui paraissaient *inquiétantes.* » Suivent les doutes accou-
tumés : puis on ajoute « Mais *sans* REFUSER DE CROIRE à leur
réalité et sans révoquer ENTIÉREMENT en doute leur origine, nous pouvons dire etc., »

Voilà donc des faits avoués, non sans difficulté (par nos
adversaires, qui avaient affirmé le contraire) avec la crainte
que ces accidens n'eussent des suites *inquiétantes* pour le
médecin. Mais celui-ci ne peut pas concevoir d'inquiétudes
pour des affections qui n'ont pas un caractère de gravité.
Il y a apparence que quelques-uns de ces enfans ont eu la
gale vaccinale, qui, chez quelques sujets, se manifeste dans

un tems, disparaît dans un autre, pour se reproduire plus tard : mais elle ne se guérit pas avec des vésicatoires et encore moins les accidens plus graves, dont elle est si souvent accompagnée. Ce n'est pas de ces affections que j'ai dessein de vous entretenir dans ce moment.

Je ne citerai quelques-unes de mes observations qu'après vous avoir rappelé le souvenir de celles de MM. Rowley, Moseley, etc. On voit des enfans qui paraissent jouir d'une bonne santé pendant quelques mois, ou plusieurs années, et qui ensuite sont attaqués de maladies dépendantes de la vaccination. Il faut prévenir une des grandes objections de nos adversaires. Ils disent « *Nous ne prétendons pas rendre immortels avec la vaccine*, et, puisque la santé a été rétablie après la vaccination, les maladies qui se déclarent par la suite, n'ont rien de commun avec elle. » Si nos adversaires savaient un peu de médecine, ils n'ignoreraient pas que beaucoup d'hommes portent en eux une matière morbifique qui reste un tems déterminé dans une inaction parfaite, et par conséquent sans léser les fonctions. « S'il en était ainsi, comment concevoir, diront-ils, que le virus, restant mêlé au sang, n'ait pas continué à produire des effets plus ou moins graves, puisqu'il n'y aurait aucun tems où son impression ne se fît sentir sur les organes avec lesquels il serait en contact ? Donc on ne peut pas attribuer à la vaccination des affections dues à des causes qui lui sont étrangères. » Ne vous rappelez-vous pas, Messieurs, que des accidens, nés de l'action du virus vaccin, la gale vaccinale par exemple, ne s'est développée chez quelques sujets, que deux ans et demi après l'inoculation de la vaccine? Ne vous ai-je pas dit que le petit Marquet n'avait eu une tumeur vaccinale que plus d'un an et demi après la vaccination ? Que, pendant un an, il a paru se bien porter avant que cet accident se renouvellât? Il en est ainsi des autres maladies consécutives vaccinales. En vous citant cette gale qui a ses caractères particuliers, distincts de ceux des autres maladies désignées sous la même dénomination, pouvez-vous méconnaître sa source? Le petit de Cessac n'a été atteint de la gale vaccinale qu'environ quatre ans après la vaccination ; c'était la pire espèce de toutes. Son père ne voulut pas admettre le traitement que je prescrivais, comme trop douloureux ; je l'assurai en le quittant que son fils perdrait bientôt la vie : il mourut dans l'espace de trois semaines. On m'objectera peut-être le témoignage d'un homme qui occupe un emploi considérable, qui a été consulté pour cet enfant, en qui il n'a vu qu'une croûte laiteuse ; il n'est pas le seul à Paris qui fasse de si lourdes bévues, mais il les réitère *un peu trop souvent*.

Pour revenir à la stagnation plus ou moins prolongée en nous d'une matière morbifique , qui nous laisse jouir d'une santé, bonne en apparence, nous croirions la question résolue en citant Hippocrate qui parle des maladies qui ont des récidives après cinq ou six mois, c'est-à-dire du printems en automne, et le contraire. Comme on n'est plus dans l'habitude de faire cas des préceptes de ce grand homme, je rapporterai des faits particuliers dont quelques-uns sont très-connus. Répondons d'abord à une question qu'on ne manquera pas de faire. On demandera où ce reste de virus se cantonne-t-il pour être sans action ? Pourquoi n'agit-il pas sans cesse et ne manifeste-t-il ses effets que dans quinze jours, quelques mois et quelques années? Je réponds franchement que je n'en sais rien. A toutes les questions de cette espèce, je ferai la même réponse.

Avant d'avoir la goute, j'étais atteint d'un rhumatisme : toutes les fois que je me trouvais sur un terrain humide, en automne ou au printems et dans les jours froids de l'été, je souffrais du bras gauche jusqu'à ce que je fusse parvenu sur un terrain sec, ou beaucoup moins humide. L'humeur rhumatismale existait donc en moi, en me laissant de longs intervalles de repos. Où se cantonnait-elle ? Je n'en sais rien. Un jour elle fut mise en action en un clin-d'œil. Pendant un séjour que je faisais à Troies, en 1796, je visitai la campagne environnante ; j'allai voir un terrain où les Bénédictins avaient eu une maison : en dépassant la dernière maison du faubourg, au delà duquel cette possession était située, je fus atteint d'une douleur très-violente à l'épaule gauche ; je n'en visitai pas moins le canton où l'on pratiquait de fortes saignées dans une espèce de *tourbe*, (qu'on nomme maintenant charbon de terre) pour faire écouler les eaux. A mon retour, la douleur me quitta brusquement, comme elle m'avait atteint, à l'angle de la première maison du faubourg.

Musgrave, en traitant de la goute symptômatique, remarque que plusieurs gouteux ont sur-le-champ des douleurs vives, dès qu'ils ressentent le froid. Mais, diront nos adversaires, il n'est pas question de goute ni de rhumatisme. En ce cas prenons nos observations parmi les maladies qui ont un caractère plus rapproché de celui d'affections dont les effets se déclarent sur la peau. La vaccine est éruptive ; car puisqu'il s'élève des pustules sur différentes parties du corps, et quelquefois sur toutes ; puisqu'on ne peut pas nier le caractère d'éruption inhérent à la vaccine qui est contractée par contagion ; ce fait avoué, prenons une dartre pour exemple dans la question qui nous occupe. Il n'est personne qui ne sache que l'efflorescence dartreuse disparaît chez beaucoup de sujets, sans cause manifeste, reste cachée pendant un tems plus ou moins prolongé, très-fréquemment sans occasionner la moindre lésion dans la santé ; qu'ensuite elle se remontre, sans qu'on s'y attende. Or, il est évident que le vice dartreux a existé en nous dans une parfaite inaction, quelquefois pendant plusieurs années consécutives, quoiqu'on n'aperçût, dans l'hypothèse que nous admettons, aucune influence sensible de sa part.

Si l'on contestait encore la vérité que nous soutenons, nous citerions l'exemple bien connu d'une maladie chronique et de sa terminaison, dont notre confrère, feu M. Michel, nous a communiqué les détails dans une des assemblées de la société royale de médecine. Une demoiselle, âgée d'environ 25 ans, chez qui des affections morales vives avaient rendu irrégulier le cours de la petite vérole spontanée, parut toutefois récupérer sa santé. Peu de semaines après la chute des croûtes varioleuses, cette demoiselle tomba dans un état de langueur et bientôt naquirent des accidens d'un caractère singulier qui inquiétèrent ses parens et le médecin, M. Michel. Celui-ci, ayant appris ce qui s'était passé dans le cours et dans le déclin de la variole, jugea qu'une partie de l'humeur varioleuse, ou pure ou modifiée de quelque manière, était la cause du nouvel état de la malade. Il prescrivit des apéritifs unis aux sudorifiques, et en même tems des bains, afin de pousser à la peau l'humeur qu'il soupçonnait être la vraie cause de l'affection chronique : dans peu de tems il se déclara une fièvre, suivie dans 24 heures d'une éruption varioleuse, et, dès ce moment, la maladie fut parfaitement guérie.

Voici un autre fait qui, dans la question que nous examinons, est d'un plus grand intérêt. Pendant mon séjour à Blois, je fus consulté par madame de Périgni, pour des douleurs violentes à la tête, qui subsistaient depuis plus de 5 ans, sans intermission. Elle avait fait toutes sortes de remèdes qui ne lui avaient procuré, les uns, qu'un accroissement de souffrances, les autres, qu'un soulagement momentané, et d'autres enfin, qui n'avaient apporté aucun changement dans sa position. Après deux très-longues conversations sur la santé dont elle jouissait avant la naissance de ces douleurs, et sur les circonstances qui avaient accompagné la petite vérole, je jugeai que la matière varioleuse n'avait pas été complètement éliminée. J'ordonnai les bains, des dépuratifs sudorifiques et un ample vésicatoire au bras gauche. L'exutoire excita en peu de jours une suppuration prodigieuse. Ce traitement diminuait la violence des douleurs, mais ne donnait encore aucune espérance de guérison, parce que d'autres médecins avaient également obtenu une apparence de succès.

Les choses étaient dans cet état, lorsqu'il survint une éruption de boutons remplis de matière purulente, parfaitement semblables à ceux de la petite vérole, sans avoir passé par le dégré d'inflammation qu'ils parcourent dans l'état ordinaire; mais la dessiccation et le caractère des croûtes ne laissaient aucun doute sur la nature varioleuse. Dès ce moment la tête se trouva entièrement dégagée. Cette petite vérole fut traitée avec soin : la suppuration du vésicatoire fut entretenue encore quelques semaines après la guérison : mais le bras, ne supportant plus l'action des irritans, faute de matière, on n'insista plus pour continuer la suppuration.

Quelques-uns de nos adversaires ne manqueront pas de mettre cette observation au nombre de celles qu'ils disent *absolument fausses*, parce qu'ils ne croiront pas varioleuse, une issue de boutons remplis de matière purulente à leur abord sur la peau; il faut donc leur apprendre que les éruptions supplémentaires de la variole, qui a passé par l'état d'inflammation, et qui était parvenue à celui de suppuration, sont de cette nature. C'est un fait qui a été rarement observé, et par cela même peu connu. J'en ai rapporté un autre exemple dans mon *traité des maladies des enfans*, imprimé pendant le cours de 1798 et achevé au commencement de 1799. M. Gauthier de Claubry, qui était comme moi, retiré à Blois, a été témoin du dernier exemple et n'a pas pu ignorer le premier. On ne m'a pas alors contesté la réalité de ces faits; ils étaient trop publics. A cette époque d'ailleurs l'enthousiasme pour la vaccine n'avait aliéné le cerveau que d'un petit nombre de jeunes têtes: mais cette disposition d'esprit est devenue depuis ce tems-là, une fureur épidémique, comme je le ferai voir bientôt.

Hector Gibalt, dans ses commentaires sur le premier livre des fièvres par Galien, dit que plusieurs personnes lui ont demandé des conseils pour des fièvres qui se renouvellaient de 7 en 7 jours. Le même auteur a vu, avec Antoine Saporta, dont il fait un grand éloge, le neveu de l'évêque de Constantinople, qui avait un accès de fièvre chaque mois. Pline et Valère-Maxime assurent que le poëte Antipater avait chaque année un accès de fièvre, le jour de sa naissance, et qu'étant parvenu à un très-grand âge, il mourut de cette fièvre annuelle.

Thomas de Vega, Rasius, Gentilis et Benivenius, citent des exemples de fièvre semblable. Suivant le dernier, un architecte avait chaque année, au même jour et à la même heure, une fièvre bilieuse qui ne dépassait pas le 14e jour : il mourut enfin de cette fièvre. Amato de Portugal a connu un jeune homme chez qui une fièvre annuelle, le jour de sa naissance, fut une fois, entre toutes les autres, prolongée à trois jours. Laforest cite Gilbert l'anglais, comme observateur d'une fièvre de 7 en 7 ans.

Il me semble que j'ai assez solidement prouvé que les restes d'une matière morbifique peuvent être long-tems cachés en nous sans léser la santé, ou en la maintenant chancelante, et que les maladies éruptives sont particulièrement de ce nombre ; que, par conséquent, la vaccine a, comme toutes les autres affections, ses accidens consécutifs de la seconde espèce, c'est-à-dire, se déclarant dans un tems plus ou moins éloigné de l'époque de la vaccination. Lorry a parfaitement décrit ce genre de maladies subséquentes : il les attribue à des restes d'humeurs morbifiques, non entièrement éteints, de celles dont elles tirent leur source. En lisant ce qu'il a dit à cet égard, on entendra parfaitement la formation de celles qui succèdent à la vaccine.

J'ai vu des accidens de différente nature se manifester après quatre, six, huit et dix ans, et davantage, au delà de l'époque de la vaccination. D'abord je ferai remarquer que quand il en arrive à plusieurs enfans de la même famille, c'est à peu de choses près, à la même époque. M. le marquis d'Aux avait fait vacciner ses trois enfans le même jour : je vous ai rendu compte de l'accident de mademoiselle d'Aux l'aînée ; ceux qui ont attaqué mademoiselle d'Aux la cadette et son jeune frère se sont développés ensemble, à peu près à dix mois de différence de l'affection de l'aînée. Le jeune d'Aux a été peu de jours malade. J'ai dit en quoi consistait l'affection des deux sœurs et du frère. Deux enfans de M. des Méloises ont été atteints dans le même printems d'une maladie différente, mais dont la terminaison a quelque chose de semblable. Cependant, je ne donne point cette *simultanéité* pour un caractère inhérent aux événemens fâcheux de la vaccination, parce que la même remarque a été faite de tout tems en beaucoup de familles et dans des circonstances différentes, surtout entre les jumeaux.

TREIZIEME QUESTION.

A quels signes distinguerons-nous les affections aigues ou chroniques, nées après un tems, quelquefois très-éloigné de l'époque de la vaccination ?

Nous ne connaissons guère de maladies aigues, et chroniques qui n'aient une marche progressive, tant dans leur accroissement que dans son décroissement, si ce n'est, pour me servir des expressions de Swieten, qu'on ne les traite mal, *perversâ medendi methodo ;* il en est tout autrement dans les affections consécutives de la vaccine.

Je vous ai cité les deux petits Marquet. D'après le récit qu'on m'a fait de l'état du jeune d'Aux, on retrouve la même irrégularité de marche. Pour celui-ci, j'ai trois témoins ; pour les deux autres, M. Marjolin et M. Guitton : car je n'avancerai rien que je ne cite des témoins, si ce n'est dans les cas où je n'aurais que les parens, et leur témoignage ne serait rien pour mes adversaires. Mais en citant des partisans de la vaccination, qui peut-être se garderont bien d'attribuer à la vaccine la maladie consécutive, et sa marche contre tout ordre de choses ordinaires, il me suffit qu'ils conviennent de la dernière circonstance; l'observation de ces particularités, faite par des hommes de sang froid, sur plusieurs anciens vaccinés, me justifiera en peu de tems auprès d'eux sur le reste, pourvu qu'ils sachent un peu de médecine.

La maladie du petit des Méloises a présenté des phénomènes si extravagans, et en même tems si cruels, que je ne crois pas qu'on trouve rien, non de semblable, mais d'approchant, dans les livres des observateurs des cas rares, tels que Benivenius, Christophe de Véga, Savonarola, Wierus et tous les autres. Il est vrai qu'on avait fait de grandes fautes à l'invasion de l'affection. Il lui reste une impossibilité presqu'absolue de boire; il a passé je ne sais combien de tems, sans pouvoir avaler une goutte d'eau, quelques efforts qu'il fit pour y parvenir. Il lui reste dans la région ombilicale un engorgement que je présume squirreux, et des incommodités légères en comparaison des deux dernières.

Une nièce de M. V. a été innoculée il y a dix ans; elle a eu quelques indispositions de tems à autre, mais qui n'étaient point graves ; et par *indisposition*, on doit entendre un très-léger dérangement de la santé; c'était aussi ce qu'on entendait, quand les médecins parlaient français à Paris. Il lui est survenu, il y a environ deux ans, quelques croûtes dans les narines, qui avaient une apparence dartreuse ; elles n'étaient pas de vráies dartres. Depuis à peu-près un an, elle a été atteinte trois fois d'une fièvre vive à son invasion, et à-peu-près dans les 24 heures, survenait un gonflement considérable de la face, avec les signes extérieurs d'une érésipèle. Dès le même jour la fièvre était presqu'entièrement dissipée : les autres symptômes de l'érésipèle ne se sont pas montrés, et cette maladie a été bientôt guérie. Il en est survenu une seconde, à quelques mois de la première, et déjà une troisième s'est déclarée ; la seconde, moins forte que la première, et la troisième encore plus modérée que la seconde. Cette affection n'a point de caractère prononcé ; elle n'a, comme toutes les affections dépendantes d'un reste de virus vaccin, que le *masque*, si cela peut se dire ainsi, mal figuré, (quand on le regarde de près et avec des yeux qui voient juste) des maladies qu'elle simule.

Mademoiselle des Méloises est venue à Paris dès que les grands accidens de son frère ont été calmés ; vous entendez, Messieurs, qu'elle a été malade en même tems que lui. Il s'était formé un engorgement dans l'articulation du genou droit. Nous nous sommes réunis : MM. Andry, Bourru, Deschamps et moi ; la tumeur a été examinée avec le plus grand soin par chacun de nous ; il a été décidé qu'elle avait un caractère scrophuleux ; le traitement a été basé sur cette décision. Comme cette tumeur n'était pas ancienne, nous étions persuadés qu'il faudrait peu de tems pour la guérir : d'autant qu'elle n'avait pas acquis la solidité ordinaire aux maladies de cette nature, même dans les premières semaines de leur formation : nous remarquâmes cette circonstance, sans changer notre diagnostic. J'ai appris cet automne que la maladie de cette jeune personne n'a point été attaquée par le traitement ; qu'au contraire, elle s'est augmentée. Je me suis rappelé, en en-

tendant cette fâcheuse nouvelle, que la malade m'avait
dit chez un de ses parens, où je me trouvais, quelques
jours après la consultation, que l'humeur amassée sur son
genou avait divagué à plusieurs reprises, avant de se fixer
tout-à-fait. Ceci m'a fait souvenir de la mollesse, ou plutôt du manque d'entière consistance du gonflement vaccinal ordinaire et écrouelleux des articulations, et, dès lors,
j'ai été convaincu que cette tumeur procédait de la vaccine.
Dans le moment où je transcris ces observations, j'ap-
prends par M. de Rigaud, qu'il a conduit à Bagnière-de-
Luchon mademoiselle sa nièce, pour la guérison d'une
semblable maladie. Le médecin des eaux, qu'on dit très-
bon praticien, a paru connaître la nature de l'affection,
sans cependant rien prononcer de positif, de crainte, sans
doute, de jeter l'alarme dans le cœur de l'oncle de la nièce.
Il a appris à M. de Rigaud, que, depuis environ dix ans,
il avait vu chaque année plus d'enfans avec de semblables
tumeurs, que pendant le cours de sa vie entière; qu'aucun
malade n'avait reçu le moindre soulagement des eaux,
quoique par leur usage les véritables écrouelles eussent toujours été parfaitement dissipées, quand elles étaient encore
curables; que tous ces anciens vaccinés traînaient une vie très
misérable pendant un an, dix-huit mois, et guère davantage, avant de mourir. Ce récit m'a fait souvenir aussi que
M. Lixon, ancien médecin en chef des armées du midi,
m'avait adressé un enfant d'environ trois ans, affecté d'une
tumeur de la même espèce. J'avouerai que je crus qu'on
pourrait la résoudre ; car les vraies écrouelles sont très-
faciles à guérir. Cet enfant est mort dans l'année. C'est de
M. Lixon que j'ai su le terme de la vie de ce malade, qui
a éprouvé avant de périr des souffrances horribles. M. Lixon est un homme d'honneur, très-instruit; il m'a communiqué dans plusieurs occasions des faits importans sur les
désastres de la vaccine ; mais, comme je ne lui ai point de-

mandé la permission d'en faire usage, ils ne seront pas re-
latés ici, excepté celui que je rapporte.

Permettez moi, Messieurs, une remarque sur ce qui vient
d'être dit. Nous ne connaissons pas de divagation dans l'humeur qui forme les engorgemens vraiment écrouelleux :
la matière se réunit avec lenteur sur la partie où elle
fixe son siége, par conséquent s'accroît progressivement
avec un tems assez considérable, si ce n'est lorsque le sujet en est devenu tellement infecté, que tout son sang, si
cela peut se dire, ne puisse circuler sans produire des amas
rapides. Les écrouelles vaccinales marchent avec plus de
rapidité, comme on peut le présumer d'après les exemples
que je connais. A la vérité, vivant dans une grande re-
traite, je n'ai pas été à portée de voir beaucoup d'écrouelles
vaccinales, et je ne donne les deux signes que je viens d'in-
diquer, relativement à ces affections, que comme des avertissemens, pour que des hommes sages observent ce qui se
passera avec plus de facilité que je n'ai pu le faire.

Je présume bien que la matière morbifique qui, chez divers malades, n'est pas, à beaucoup près, en même quantité et peut-être aussi dans le même état, offrira aux observateurs des différences que je suis loin de juger, sans avoir
des faits suffisans. Je crois toutefois que MM. Rowley, Moseley, Birch, Squirrel et d'autres les connaissent, puisqu'ils les nomment *écrouelles vaccinales*. Il serait bien à
souhaiter que nous partageassions leurs lumières à cet égard.
Ils appellent aussi *tumeurs vaccinales*, une autre sorte d'engorgement plus mou, plus prompt dans son accroissement ;
et qui dégénère aisément en ulcères gangréneux ou cancé-
reux, si l'on ne se hâte pas d'en faire un bon traitement. Le
mot *gale vaccinale* se trouve presqu'à chaque ligne dans
eurs écrits, et ainsi de quelques autres affections procédant de la vaccine.

Je dois ajouter, si je ne l'ai pas dit ci-devant, que la gale vaccinale a des récidives fréquentes , comme celle du petit Marquet aîné en a eues, après la disparition des grands accidens de la première année de sa maladie.

Je n'en connais que de trois sortes ; celle d'une couleur blonde , c'est-à-dire, qui a une teinte plus approchant d'un jaune très-pâle et sale , que de toute autre couleur. Elle est très-mince et paraîtrait plutôt formée des débris de l'épiderme déchiré par petits lambeaux allongés , que de toute autre nature. Elle ne forme point de véritables boutons, quoiqu'il s'en trouve avec elle , qu'on voit dispersés sur la surface du corps , être presque sans épaisseur. Elle est très-commune ; elle résiste au traitement quelquefois plus d'un an, paraît se guérir, revient moins abondante qu'auparavant , ensuite semble être sur le point de se dissiper tout-à-fait , pour reparaître encore plusieurs fois, avant de disparaître complétement.

La seconde espèce est d'un rouge brun, avec des boutons plus ou moins épais , distincts, diversement rapprochés , souvent abondans à la tête et sur la figure , où ils simulent un masque , parce qu'il n'y a point d'intervalle entre eux : il y en a moins en général sur le reste du corps. Ce genre d'éruption est très-frequemment compliqué de tumeurs ou d'ulcères vaccins : il est donc plus dangereux que le premier. M. Rowley en fournit de nombreux exemples. On a nommé ces boutons *encroûtés,* probablement par rapport à leur solidité.

La troisième espèce consiste en une galle plate qu'on voit d'abord à la figure : elle s'étend avec assez de vitesse, pendant qu'il en naît d'autres plaques à des distances très-grandes , comme sur un bras , sur le ventre , etc. Sa couleur ressemble assez aux cendres du papier blanc brûlé, qui sont d'un gris blanc. Ces plaques n'ont pas l'épaisseur d'une demi-ligne. L'éruption appelle la fièvre qui s'augmente chaque jour, avec la naissanc de nouvelles plaques et l'accroissement des autres: c'est pourquoi les malades meurent assez promptement, si l'on ne vient pas à leur secours avec des remèdes efficaces. C'est ce qui est arrivé au petit de Cessac. Je n'ajouterai qu'un mot sur ces trois espèces, c'est qu'elles ne m'ont pas semblé constamment si distinctes, qu'elles ne parussent participer des caractères des unes et des autres, chez différens sujets.

L'engorgement dans l'abdomen de l'enfant du quartier-maître de la gendarmerie à Blois, était en même tems une maladie chronique, avec une fièvre aiguë qui se prolongeait quelquefois à trois semaines, et qui a eu des récidives multipliées. La fièvre se déclare quelquefois chez des obstrués, mais elle a un cours soutenu, comme si elle était indépendante de l'engorgement. Quand elle tire sa source du trouble que cause le volume de la tumeur, elle en suit les progrès ou la diminution, tenant la même marche que l'obstruction.

Vous reconnaissez donc ici, Messieurs, une différence très-marquée entre le cours des affections vaccinales consécutives, rapprochées ou éloignées de l'époque de la vaccination, et celui des maladies qui naissent de toute autre cause. Vous avez également remarqué que ces accidens auraient paru pour la plupart procéder d'une source étrangère à celle dont ils sont émanés, si les semblables ne s'étaient pas souvent manifestés pendant la durée de la fièvre vaccinaleessentielle. En effet, comment concevoir que des érésipèles mortelles, des fièvres malignes gangréneuses, des tumeurs, tantôt de caractère écrouelleux, d'autres fois se terminant par les délabremens qu'occasionne le vice cancereux, comme chez les deux dames, filles du juge de paix de Senlis, mais terminant la vie des malades avec une rapidité presque égale à celle de la gangrène qui succède à des fièvres de mauvais caractère; que des engorgemens indolens dans l'intérieur; que des gales inconnues jusqu'à l'époque de la vaccination; que des ulcères nombreux sur toutes les parties du corps ; comment aurait-on imaginé , dis-je, que des tumeurs d'une espèce encore différente de celles que nous venons de désigner défigurassent tellement la tête humaine, qu'elles lui fissent contracter quelque ressemblance avec celles du bœuf ; que, d'une autre part, la phthisie pulmonaire , qu'une étisie lente , etc., etc., procédassent de la même origine ? Assurément il fallait en avoir chaque jour des preuves sous les yeux , pour se persuader que la chose était ainsi.

Il y a une particularité plus funeste encore dans les affections morbifiques dont sont atteints les vaccinés, comme les autres hommes ; c'est que quelque chose du caractère vaccinal se mêle à la cause matérielle de ces maladies , et suscite en elles les singularités et les anomalies qu'on observe dans la fièvre vaccinale elle-même. Il en résulte un aspect de symptômes bizarres qui , dans quelques cas, effacent les traits principaux de l'affection essentielle , ou au moins les affaiblissent considérablement. Quelle perspicacité ne faut-il pas supposer au médecin, pour discerner la vérité couverte de voiles si épais ? S'il s'en trouve qui réussissent à dissiper ces ténèbres , quelle curation faire , quand on manque de principes dans la médecine, qui guident dans le traitement de complications jusqu'alors tout - à - fait ignorées?

Dans des circonstances si affligeantes pour tout homme qui aime ses semblables, on se demande quelle sera, dans peu d'années, la dégradation de l'espèce humaine , dit douloureusement M. Moseley ? Je n'aurais pas encore osé le dire, si j'avais été le seul qui le pensât : car, puisqu'on me nie même la réalité de ce qui s'offre sans nuage aux yeux les moins clairvoyans, qu'aurait-on dit de moi, de mes inquiétudes pour l'avenir qu'on nous promet si beau , par le secours d'un poison dont on s'obstine à ne pas avouer le funestes effets ? S'il est vrai, comme on n'en doute pas depuis long-tems, que la vérole ait été la véritable cause de la perte de plusieurs familles , en frappant la première génération des vénériens , de rachitis , d'écrouelles et d'autres maladies héréditaires qui ont presque toujours fait disparaître , tout au moins, la troisième génération, que n'aura t-on pas à craindre de la vaccination continuée dans les races successives ?

Je crois , Messieurs , que vous me pardonnerez la longueur de ce chapitre , parce qu'il contient des remarques qui intéressent autant la sûreté de ceux qui nous suivront , que celle de nos contemporains Je me persuade aussi que vous prenez ce que j'écris dans son vrai sens , c'est-à-dire, avec des craintes opposées à l'exaltation de ceux qui ont loué avec extravagance la vaccine, avant d'en avoir fait essai.

Il est tems de parler des difficultés que nous éprouvons à bien constater les suites , quelles qu'elles soient, de la vaccination.

QUATORZIEME QUESTION.

Quels obstacles sont à surmonter pour apprécier au juste les suites de la vaccine ?

Pour résoudre cette question , il est nécessaire de faire connaître par quels moyens la vaccine a été propagée, parce que les causes, qui en entretiennent l'usage, sont, en grande partie, celles qui l'ont fait répandre. Afin de vous convaincre de plus en plus que je suis toujours prêt à faire à mes adver-saires des sacrifices d'une partie de mes avantages sur eux , je vais me mettre dans l'impossibilité d'avoir la moindre partialité , en me bornant à citer les auteurs anglais , dans les reproches qu'ils adressent à leurs compatriotes vaccinateurs. Je me réserve seulement le droit d'ajouter quelques remarques de nos *savans* français sur la même matière. Dans mes citations , j'indiquerai les pages d'où elles seront extraites. Je n'imagine pas qu'avec des précautions si sévères, on puisse avoir le prétexte de dire que mes citations *sont absolument fausses*. Il est essentiel que vous sachiez d'avance que les manœuvres, qui ont fait répandre la vaccine en Angleterre, ont servi de modèles à celles des Français.

M. Rowley dit : « Il n'aurait été ni prudent, ni délicat, de faire connaître au public tous ceux qui, par suite de la vaccine, ont été attaqués de la gale, d'ulcères, ou d'autres maladies vaccinales ; la perte de leur fortune pourrait dépendre d'une pareille imprudence. (1) J'ai porté le scrupule plus loin en bien des occasions ; j'ai passé sous silence plusieurs faits dont la publicité aurait désobligé quelques familles, quand les sujets, dont il aurait fallu dévoiler les accidens, étaient sur-tout des demoiselles d'âge à-peu-près à être mariées. »

« Mes adversaires profiteront autant qu'ils le pourront de la diminution de la masse des preuves que j'aurais à opposer à leur système, je les en laisse les maîtres. »

» Il serait à désirer que les partisans de l'une et l'autre manière d'inoculation fissent, sans prévention, des recherches, en évitant toute discussion qui pourrait altérer les faits. Mais, gagner et flatter les malheureuses victimes de la vaccination, *nier des faits avérés*, ce n'est point agir avec la dignité que doivent observer des personnes qui exercent l'art de guérir, et ces manœuvres ne peuvent que tourner à leur honte. (2) Avant la découverte de la vaccination, tous les désastres qu'elle entraîne étaient inconnus dans les familles, et aujourd'hui ils sont le fléau de toutes les parties du royaume. (3) Il n'est pas encore arrivé, que je sache, qu'en Angleterre on ait vu entrer des inconnus chez

(1) Discours préliminaire, page 15.
(2) *Idem*, page 22.
(3) *Idem*, pages 22 et 23.

un particulier, comme les agens d'une oppression fiscale, pour constater l'existence de la variole dont est atteint un enfant vacciné, nier la réalité de cette variole, faire circuler des procès-verbaux contenant des faux évidens, commander par des menaces le silence des familles, et les forcer par la crainte à dissimuler la vérité, pour qu'on ne puisse nuire à la propagation de la vaccine.» Dans ce genre de conduite, nos Français surpassent la hardiesse des vaccinateurs anglais : nous les verrons bientôt n'être pas exempts de reproches d'actions qui ont beaucoup de ressemblance avec celles que je dévoile au public.

M. Rowley continue, et dit : « Déplorons donc le zèle funeste et la barbarie tyrannique avec laquelle on veut *persuader* l'humanité de se charger de maladies particulières aux animaux et les communiquer à de malheureux enfans, souvent même sans le consentement des parens; comme si ceux-ci n'avaient pas assez de pouvoir sur leurs enfans, ou comme s'ils avaient le droit d'ajouter encore à la somme des maux qui accablent l'humanité. » (1)

Je trouve bien polie, de la part de M. Rowley, l'expression *persuader*, au moment même où il cite un fait d'abus de l'autorité. On est plus expéditif en France ; on défend aux comités de bienfaisance de distribuer à de très-pauvres personnes le pain de la pitié et de la bienveillance qu'on a pour elles, si elles ne font pas vacciner leurs petits enfans. Les sommes dépensées à cet acte d'humanité viennent de la charité des particuliers. De quel droit l'autorité les détourne-t-elle de leur destination ? Quelles sont donc les personnes qui font le plus communément la charité ? Celles à qui il ne reste plus qu'une humble fortune, ou qui, après avoir éprouvé les plus grands malheurs, compâtissent aux douleurs de leurs semblables, en s'imposant les plus rigou-

(1) Discours préliminaire, page 44.

reuses privations. *Non ignara mali miseris succurrere disco !* C'était dans une circonstance semblable qu'un honorable curé de Paris , abordé par une dame qui lui apportait une petite somme pour les pauvres de sa paroisse , lui dit avec un air attendri , *et vous aussi, Madame !* Il ne put en dire davantage ; il leva d'admiration les yeux au ciel , et, dans ce mouvement d'émotion , son visage fut inondé de larmes d'attendrissement.

« Si MM. les vaccinateurs , dit le même auteur , se consolent , parce qu'il n'y a pas encore assez de preuves contre l'infaillibilité de la vaccine , qu'ils sachent que tous les quartiers de Londres offrent chaque jour de nouveaux spectacles des maux et des douleurs causés par la vaccine, et que nous en rendrons compte en tems et lieu (1). » On a vu ci-devant qu'il a tenu parole, quoiqu'il se plaigne avec juste raison de la difficulté d'apprendre tout ce qui se passe , et que ce ne soit , comme en France, que par des hasards inespérés , qu'on découvre quelques accidens du nombre effrayant de ceux qu'on ignore, ou dont on n'a pas la preuve.

Dans un sentiment d'indignation contre tout ce qui a rapport à la nouvelle méthode, il s'écrie : « Disons un mot des vaccinateurs. Qui sont-ils ? Se sont-ils distingués par des connaissances profondes en médecine ? Ont-ils fait preuve dans leurs écrits de quelque savoir en pratique et en théorie ? Sont-ce des accoucheurs ou des apothicaires, qui se montrent si actifs dans cette guerre médicale ? Et pourquoi recommandent-ils à la société de s'asservir à l'usage d'un système destructeur ? Les gens *intéressés* ou prévenus sont-ils des juges impartiaux ? Peut-on ajouter foi à ceux qui ne savent pas distinguer la petite vérole ordinaire , de la petite vérole volante et qui, néanmoins, tranchent sur ces objets devant des médecins expérimentés,

(1) Discours préliminaire , page 27.

avec une hardiesse insultante ?... Plusieurs d'entre eux n'ont-ils pas soutenu, contre l'évidence, que la petite vérole ordinaire était une petite vérole volante ? » P. 28.

Voilà un récit qui semble fait exprès pour donner une juste idée de la conduite que tiennent les vaccinateurs à Paris. J'étais allé chez M. Boulay le prier de me donner quelques renseignemens sur la maladie de ses enfans. Il fit descendre l'un d'eux, dont le visage est couvert des cicatrices de la petite vérole qui a été excessivement abondante. Un homme, que je ne connais pas, était présent et dit, avec un air de suffisance, que la maladie, dont procédaient ces cicatrices, n'était pas la petite vérole. Il ajouta pour raison de son opinion, que les croûtes n'avaient pas subsisté assez long tems pour être celles de la petite vérole. M. Boulay ne fut point de son avis sur la durée des croûtes. Il est inutile de dire en ce moment pourquoi le vaccinateur n'avait pas même pu savoir combien de jours les croûtes avaient subsisté.

En sommes-nous donc réduits à rapporter les signes par lesquels on distingue les cicatrices que laisse la petite vérole vraie, de celles de la variolette? les vaccinateurs trouveront dans mon traité des *Maladies des enfans*, les caractères distinctifs de la petite vérole et de la volante.

Je ne conçois pas la hardiesse avec laquelle on s'obstine à soutenir qu'une vraie variole est la variolette. C'est la conduite qu'a tenue le vaccinateur des enfans de madame Beaurepaire. La famille ne lui dissimula pas l'indignation que lui faisait éprouver son entêtement, et se chargea elle-même des soins qu'exigeait l'état des troisième et quatrième malades. La variole du cinquième, qui n'avait point été vacciné et qui était encore, ne fut point orageuse : j'ai donné les raisons de sa bénignité.

On se tromperait beaucoup si l'on croyait que l'obstination des vaccinateurs à dissimuler la vérité ne contri-

buât en rien à la propagation de la vaccine. Une grande
partie des personnes qui habitent Paris, n'ont jamais rien
vu avec attention ; c'est pourquoi elles croient tout ce
qu'avance le vaccinateur, avec cet air d'assurance qui
détruit les doutes des parens qui se persuadaient que leurs
enfans avaient eu la petite vérole. D'autres familles gardent
un secret inviolable sur ce qui leur est arrivé de funeste,
de crainte de faire tort au vaccinateur et de crainte de
l'autorité.

Comme, depuis trente ans, tout devient affaire de parti en
France , le peuple prend aussi parti dans la vaccination
et ne considère les malheurs qui arrivent sous ses yeux,
que comme des événemens étrangers à la vaccine. Il est
entretenu dans cette prévention par cette phrase banale
des vaccinateurs , avec laquelle ils éludent toute réponse
positive à une objection. « Les fièvres , disent-ils , et les
maladies convulsives etc. sont – elles donc si rares chez
les enfans que, quand elles se rencontrent pendant le développement de la vaccine, ou à sa suite, on doive sans
autre preuve les lui attribuer (1) ? » Nous aurons d'autres
occasions d'examiner les obstacles qu'ils opposent à l'ad-
mission des preuves qui contrarient leur système. » Mais
quand l'enthousiasme , dit M. Rowley, ou la fureur de
la nouveauté s'empare de l'esprit humain, les raisonnemens
et les jugemens solides perdent leur autorité.... L'homme
est alors dans une frénésie qui ne cesse qu'avec son enthousiasme (2); et plus loin : » Depuis quelques années surtout, la médecine a été en proie à une foule d'illuminés
et de faiseurs de projets qui bravent impunément la vérité
et l'expérience (3). « C'est encore une des causes les plus

(1) Exposé, page 17.
(2) Idem , page 34.
(3) Idem , page 36.

actives de la conservation du nouveau mode inoculatoire.
« Il ne faut , ajoute l'auteur que je cite ; pour la réussite de
ce funeste projet , que quelques têtes chaudes et quelques
présomptueux qui veuillent se mettre en avant , alors on
est assuré d'attirer à soi les hommes crédules et ceux d'un
jugement faux » (ce qui compose à-peu-près les quatre-
vingt-dix neuf-centièmes de la race humaine.) On en fera
des énergumènes qui étoufferont la voix de l'homme sensé,
ou qui se porteront à des actes de violence. » C'est ce qui
arrive parmi nous depuis beaucoup d'années.

Jugez, Messieurs, de la difficulté de dissiper l'erreur que
je combats, quand vous vous rappellerez qu'en Angleterre,
comme en France , au moment où la vaccination fut an-
noncée ; on vit paraître , au grand étonnement de tout le
monde, une innombrable quantité de volumes sur cet objet,
avant même qu'on eût fait un petit nombre d'expériences ;
bien loin d'attendre que le tems eût confirmé le mérite de
cette singulière nouveauté , et justifié la chaleur extravagante de ses prôneurs. Bientôt des gens de toute espèce ,
ecclésiastiques , laïques , femmes , filles , se joignirent aux
vaccinateurs , et l'univers entier retentit de leurs clameurs
insensées. Ce torrent d'écervelés entraîna dans son cours
plusieurs hommes d'un mérite distingué , à qui il n'était
pas possible de croire qu'un mensonge pût être soutenu par
tant de partisans. La séduction de ces personnages consi-
dérés dans les sciences, fut un des plus grands triomphes
des vaccinateurs , qui eurent grand soin de s'en prévaloir,
en les opposant aux savans qui conservèrent leur raison.
Quand les choses en furent à ce point, les fauteurs de
l'inoculation Jennérienne ne gardèrent plus de ménage-
mens. Il est notoire que les plus fanatiques d'entre eux ,
tout en éludant les fortes objections qui s'élevaient de
tous côtés contre la vaccine, se sont permis des insultes
outrageantes envers ceux qui ne s'empressaient pas d'a-

dopter leur opinion. En Angleterre, M. Letsom accuse
du crime d'infanticide les parens qui refusent de faire
vacciner leurs enfans. Quand la première édition de l'ouvrage de M. Rowley fut publiée, il fut menacé de la perte
de son état et de son emploi, s'il ne s'empressait pas de
brûler les exemplaires qui restaient de cet ouvrage. Il fut
accablé de lettres anonymes, remplies d'injures et de menaces. M. Roberts, chirurgien d'une grande réputation à
Londres, ne fut pas traité moins indignement. M. Birch,
excellent chirurgien, à l'hôpital de St-Thomas, et M. Goldsom furent outragés, dit M. Moseley, pour n'avoir pas
voulu entrer dans la ligue des vaccinateurs. M. Moseley
ne parle point du traitement qu'il a pu éprouver de la part
de ses furieux adversaires : or, comme il est le premier qui
ait fait connaître les désastres que produit la vaccine, il
n'est pas probable qu'on l'ait oublié dans un tems de persécution si folle. Pour savoir s'il était vrai qu'elle fût aussi
avantageuse en France que le disaient nos novateurs dans
leurs livres, il y est venu, et il a vu qu'elle y était tout
aussi funeste qu'en Angleterre : il est passé en Allemagne
où ses observations lui ont donné le même résultat.

M. Rowley nous apprend que dans plusieurs communes
d'Angleterre, on a poussé la barbarie au point de forcer
les indigens à faire subir l'opération de la vaccine à leurs
enfans (1). Un apothicaire très-respectable, dit M. Moseley,
lui a appris que toutes les fois qu'il communiquait ses observations sur les dangers de la vaccine à l'un des enthou-
siastes de cette méthode, celui-ci lui conseillait de garder
le silence s'il ne voulait pas se perdre, parce que les
partisans de la vaccine étant nombreux et puissans, étaient
bien résolus de surveiller leurs adversaires, et faire sentir
ce dont ils étaient capables à ceux qui oseraient discré-

(1) *Id.* page 86.

diler leursystème, en divulgant les accidens occasionnés
par la vaccine (1). Enfin , Messieurs , il a été très sérieusement question de demander une loi répressive qui assujettît
à des peines grièves , tout inoculateur qui, dorénavant,
communiquerait la variole par inoculation. Il n'y avait
point de loi en France en 1802 contre les inoculateurs :
mais les préfets, qui simulaient les proconsuls romains dans
leurs provinces, gratifiaient les médecins qui ne s'assujet-
tissaient pas à leurs insolens caprices , d'une accusation au
criminel par devant le grand juge. J'ai eu aussi ma part
de quelques petites *urbanités* dont les vaccinateurs m'ont
honoré ; je leur promets d'en garder un éternel souvenir
et que je ne manquerai pas de leur en témoigner ma reconnaissance , quand l'occasion s'en présentera ; car je ne
suis point ingrat.

Si vous êtes instruits de ce qui se passe en France, Messieurs , vous sayez que les vaccinateurs ont mis à exécution
les projets des anglais intolérans , mais avec un degré de
perfection dont les inventeurs n'entrevoyaient pas l'utilité
pour le soutien de leur doctrine , et en cela surtout, ils
ont dépassé leurs maîtres.

Ne croyez pas , Messieurs , que ces considérations n'aient
aucun rapport avec les malheurs que la vaccine continue
à enfanter chaque jour , et qu'elles soient étrangères à la
découverte de la vérité que je voudrais établir sur la question qui est l'objet de ces mémoires. Il y a encore une telle
crainte en France de laisser apercevoir son opinion contre
la vaccine , que plusieurs de mes confrères , qui partagent
mes opinions, n'ont pas voulu se joindre à moi , pour vous
faire connaître la nature des accidens qu'on dissimule avec
tant de soin et souvent avec perfidie. Un homme d'un
mérite très-réel , que vous connaissez tous , me disait , il

(1) *Idem* , page 210.

n'y a pas bien long-tems. « *Vous êtes libre, vous ; vous ne tenez rien du gouvernement, vous pouvez faire ce que vous voulez, sans qu'il en résulte d'inconvéniens pour vous.* » Commentez ces paroles, Messieurs, pour en découvrir le vrai sens, et vous concevrez l'étendue des obstacles qui nous empêchent de réunir les preuves par lesquelles nous ferions connaître l'*inclémence* de la vaccine dont certains personnages, fameux dans quelques coteries de Paris, admirent sans cesse la *bénignité* et la présentent sans cesse aussi à l'admiration des autres : parmi ceux-ci se trouvent des gens qui la maudissent en silence, et qui se gardent bien de laisser deviner leur pensée.

Je ne vous parlerai point des querelles indécentes du comité général de vaccine, avec M. Vaumes, avec M. Colou, avec M. Culleurier, etc. Je ne vous entretiendrai pas de ses rapports emphatiques en présence des membres d'autorité subalterne, des contradictions qu'on lit dans ces rapports, des louanges qu'on fait de la vaccination, à travers lesquelles, les vaccinateurs laissent toutefois échapper, faute de mémoire et de justesse de raisonnement, des traits qui découvrent la face hideuse de l'objet de leur culte. Si la vérité se dévoile quelquefois malgré eux, leurs protecteurs, qui n'y voient rien, ne peuvent pas leur en vouloir de tant de gaucheries, d'ignorance et de fausseté ; le vrai secret de tant de basses intrigues est que les vaccinateurs ont de grands intérêts à ménager, auxquels ils sont fort attachés.

Il est tems, Messieurs, de vous faire connaître par quels raisonnemens nos adversaires éludent la force des preuves de notre système. Je démontrerai ci-après, comment et pourquoi l'inoculation de la petite vérole artificielle par incisions, prévient plus parfaitement que tout autre mode inoculatoire, les ravages fréquens qui procèdent de cette maladie, quand elle est naturelle. Je traiterai cet objet avec

10

tout le soin dont je puis être capable. Nos adversaires continuent leurs objections, et disent :

QUINZIEME QUESTION.

« *On demandera peut-être actuellement, en admettant*
une balance entre les avantages de la vaccine et de
l'inoculation, considérées comme remèdes de diverses
maladies, s'il ne serait pas important de conserver
au moins, dans l'inoculation de la variole, un moyen
dont on pourrait encore tirer d'utiles résultats (1) ? »

Les vaccinateurs ne peuvent ni ne doivent conserver
ce genre d'inoculation, comme moyen curatif, s'ils ne
lui reconnaissent pas des propriétés supérieures à cet égard
à celles de la vaccine. Observons d'abord que dans leur
manière accoutumée de s'énoncer, sans désigner quelle
espèce d'inoculation jouit davantage de cette qualité, ils
affectent de multiplier les doutes sur la proposition que
nous avons avancée sans la réfuter d'une manière positive.
A l'aide de cette grave omission, ils écartent ainsi l'attention du jugement précis qu'on attendait d'eux : c'est ce qui
va être mieux reconnu, quand nous rapporterons l'exposé
des accidens qu'ils assurent être inhérens à l'inoculation.
S'ils disaient nettement, comme ils devraient le faire, en
suivant leur système: *On ne peut admettre une égalité*
d'avantages entre la variole par incisions et la vaccine;
s'ils avouaient le contraire, il n'y aurait plus de différence
d'opinion entre eux et les inoculateurs. Mais, puisqu'ils font
eux-mêmes une réponse à leur question, transcrivons-la
toute entière. « En réponse à cette question, nous dirons
qu'il faut bien dans cette balance, faire entrer entre les dangers d'une contagion extrêmement subtile, persévérante,

(1) *Idem*, page 39.

comme celle de la petite vérole, en parallèle avec un virus
comme le virus vaccin, dont la transmission ne peut se faire
ordinairement que de la manière la plus immédiate, parce
que les moindres altérations en font évanouir *toutes les
propriétés*. Il faut aussi compter pour quelque chose l'espérance aujourd'hui fondée d'éteindre les épidémies varioleuses. Nous demanderons si l'on croit que des maisons
d'inoculation, même établies sous la surveillance de la
police, pourraient être soumises à des lois assez sévères
et à une séquestration assez exacte, pour empêcher assez
efficacement la propagation de la contagion variolique;
si l'on croit que cette précaution ne serait nécessaire que
pour la classe indigente, qui seule pourrait y être aisément contrainte (1) ? »

Il était question de savoir si l'inoculation varioleuse par
incisions était plus propre à dissiper les maladies chroniques, antérieures à la vaccination, que la vaccine elle-
même; on nous fait souvenir que la variole est contagieuse,
que la contagion est très à craindre, mais qu'on la bannira
du monde entier à l'aide de la vaccine. Appelerait-on ces remarques une réponse à la question qu'on se fait à soi-même ?
Il est évident que nos adversaires, sur la crainte illusoire de
propager la petite vérole, ne présentent que des idées étrangères à la proposition qui avait été faite, et sur laquelle il fallait porter un jugement; or ces Messieurs, n'ayant rien dit de
positif sur l'objet soumis à leur discussion, le principe qu'il
fallait admettre ou rejetter reste dans toute sa force, et les
preuves dont il est étayé, n'ont pas souffert le moindre affaiblissement. Mais en évitant de traiter ce point de doctrine, c'est convenir, au moins tacitement, qu'on n'ose-
rait l'attaquer ouvertement; c'est lui laisser toute sa valeur.
Répondons maintenant aux réflexions évasives jettées en

---

(1) *Idem*, pages 39 et 40.

avant pour porter le trouble dans les esprits timides et inspirer des craintes sur l'inoculation, parmi ceux qui sont
incapables d'apercevoir qu'on leur donne de fausses alar-
mes, enfin parmi les hommes qui n'ont pas de connaissances réelles en médecine, et parmi ceux qui ne distinguent
pas la justesse ou l'inexactitude d'un raisonnement.

On demande si l'on pourra prendre des précautions assez efficaces pour éviter la propagation de la petite vérole. Premièrement, il est de fait que la rigueur des précautions n'est nécessaire que dans le cours d'un ou deux
ans, si l'on inocule en grand, puisqu'après ce terme, il ne
se rencontrera presque plus d'individus qui ne soient sous-
traits aux dangers de la contagion. L'inquiétude qu'on manifeste sur les difficultés de trouver des personnes assez at-
tentives à remplir les obligations que leur imposerait cet
emploi nous paraîtrait tolérable, si elle était fondée sur le défaut de moyens pour réussir à concentrer la variole dans
un local circonscrit, et si les exagérations, avec lesquelles
on nous oppose ces inquiétudes, n'avaient pas pour but de
faire prévaloir la vaccine qui se communique aussi quelquefois. Ces craintes affectées sont donc sans fondement;
car, si l'on charge du soin des hôpitaux d'inoculation des
femmes aussi zélées que *les sœurs de charité*, le meilleur
ordre régnera dans la tenue des malades réunis dans ces
établissemens. Aurait-on déjà oublié que, depuis leur réin-
tégration dans les hôpitaux militaires, elles ont rendu les
plus grands services? Et quelles récompenses ont-elles ob-
tenues pour leurs soins assidus, pour les dangers chaque
jour renouvelés de perdre la vie par l'effet de l'infection,
suite inévitable de l'encombrement, qui en a précipité un
si grand nombre dans le tombeau? Les dangers de mourir,
les fatigues excessives et continuelles, ont-ils réfroidi leur
affectueuse charité?

On nous parle de police, de préfets, comme si un seul

homme en France ignorait ce que sont les agens du gouvernement, plus occupés des affaires qui les intéressent, tout
autrement que de la conservation des Français. Quel besoin
a-t-on d'eux ? une ordonnance générale enjoindrait aux
maires de faire inoculer les enfans des pauvres. S'agit-il
des médecins ? Est-il donc devenu si difficile d'en rencontrer encore quelques-uns qui aient de l'empressement à
s'acquitter de leurs devoirs ? Prendraient-ils sans exception
pour règle de leur conduite l'insouciance et l'avarice de
ceux dont ils reçoivent chaque jour des exemples ? Qu'on
les choisisse honnêtes, bien élevés et laborieux ; il en est
encore qui, par la dénomination de leur profession, restent
peut-être confondus dans cette troupe méprisable d'hommes
à qui l'on a vendu l'impunité du crime de mettre à contri-
bution les malades sur qui ils opèrent leurs œuvres d'ini-
quité et de mort. Adjoignez à de véritables médecins des
sœurs de charité, alors vous n'aurez plus de raisons pour
vos inquiétudes imaginaires. Quand vous prendriez vos médecins au hasard, peuvent-ils être pires que vos vaccinateurs sans foi et sans talens ? Malgré qu'en citant le trait
qui va suivre, je paraisse à certaines personnes m'écarter de
mon objet principal, je ne passerai pas sous silence une action qui dissipera *peut-être* les doutes des esprits incertains,
et qui fera taire les clameurs de ceux qui affectent de s'ef-
frayer de tout, quand on contrarie leurs vues.

La sœur de la P.... apprend qu'un pauvre habitant du
faubourg St.-Marcel est bien malade, et sans moyens pour
se procurer le moindre soulagement ; elle vole chez lui.
A l'aspect de l'habit religieux, le malade s'abandonne à un
violent accès de colère, et accable cette sœur d'injures les plus
grossières et les plus outrageantes : enfin la colère augmentant ses forces, il s'élance de son lit jusqu'à cette sœur,
et lui déchire le visage avec ses ongles. « Je vous remer-
cie, dit cette sainte fille, de m'apprendre à souffrir patiem-

ment pour l'amour de celui qui a tant souffert pour nous.
Je n'ai que dix sols; les voilà, j'implorerai, dès aujourd'hui,
pour vous, la charité des honnêtes gens, et si j'en obtiens
quelque chose, je vous l'apporterai demain. » Elle tint
parole. Le malheureux qu'elle secourait si généreusement
fut tellement touché de sa persévérance à le soulager,
qu'il se prosterna aux pieds de la sœur, et fit entendre
parmi des sanglots que lui arrachaient ses remords, ces
expressions de son repentir. « Ange du ciel ! quelle est
donc la vertu qui vous engage à prendre tant de soin d'un
misérable qui vous a outragée par tant d'indignités ?
Comment oserai-je élever mes regards jusqu'à vous ?
toutefois j'attends de vos inépuisables bontés un nouveau
service, bien autrement important que ce que vous avez
déjà daigné faire pour moi ; c'est de me soutenir dans la
ferme résolution que j'ai prise d'être un homme de bien:
si vous écoutez favorablement ma prière, je vous devrai
plus que la vie. »

Les vaccinateurs se persuaderont-ils qu'on puisse attendre quelque vigilance auprès des malades, et quelques
précautions de prudence, de la part de femmes d'un
si noble et si grand caractère ? les hommes, qui ont le cœur
desséché par les vices du tems, ne concevront pas la
sublimité de la vertu dont je viens de relater l'exemple. Ils
prendront ce simple récit pour une déclamation étrangère
au sujet que je traite. J'y consens ; puisque la bassesse de
leur âme fait que cette action leur paraît supposée, qu'ils
sachènt que je ne l'ai pas divulguée pour eux : mais qu'ils
fassent attention à ce qui suit.

Les fièvres pestilentielles ne se sont pas étendues aux
communautés religieuses situées au centre des villes désolées
par ce fléau, lorsque les hommes ou les femmes, renfermés dans leurs cloîtres, ont pris la simple précaution de
tenir leurs portes fermées, de n'admettre personne dans

leur intérieur pendant l'épidémie, et de recevoir journel-
lement leurs alimens par un tour, ou de quelqu'autre manière qui interdît toute communication avec les pestiférés
et avec ceux qui auraient pu en approcher. Pendant la peste
qui ravageait la ville de Marseille, au commencement du
dernier siècle, où l'atmosphère était souillée par les émanations d'une quantité innombrable de malades et de
cadavres, où des maisons furent privées de tous leurs
habitans, il a suffi de se tenir dans un isolement complet
pour se préserver de la contagion. D'après ces faits si authentiques, confirmés par tant de monumens littéraires, d'après
tant d'autres, observations semblables, que nous passons
sous silence, pense-t-on qu'il soit si difficile de se prému-
nir contre la petite vérole et de la concentrer dans un
espace déterminé, sans avoir à craindre sa propagation ?
il est donc certain que ni les objections faites par nos
adversaires, ni leurs doléances sur la contagion, ne sont
d'aucune importance dans la question que nous avons
élevée et lui sont d'ailleurs tout-à-fait étrangères.

Ces Messieurs prétendent qu'on verra arriver un terme
prochain, où ils mettront fin aux épidémies varioleuses.
Se croiraient-ils les premiers qui aient conçu ce projet pour
leur pays? Que voulaient donc les habitans de la Circassie
et de la Géorgie, où l'inoculation était devenue habituelle
dans les familles? Que voulait Lacondamine, quand il
proposait de la rendre générale? Que voulait Girod, quand,
aidé des soins de M. de la Corée, intendant de la province
de Franche-Comté, il infectait tous les enfans de chaque
village? Si l'on en croit les partisans de la vaccine en
France, ce n'est qu'à leurs *hautes conceptions*, qu'on doit
cette pensée si simple à imaginer. Il est bien étonnant qu'a-
vec tant d'ignorance de ce qui se passait encore en France,
il y a environ trente ans, ils vantent si orgueilleusement,
parce qu'ils se l'attribuent, une idée dont tout le monde a

connaissance, excepté eux. Mais , malgré les extravagances qu'ils ont débitées dans leurs mauvais écrits , ils sont donc réduits à se montrer même incapables d'imaginer toutes les sottises qui y sont contenues , puisqu'ils les ont prises des Anglais en démence. Quel est donc leur mérite? de les avoir ordinairement annoncées avec plus d'audace.

Quand ils assurent qu'ils feront disparaître la variole du monde entier, ces apôtres de la nouvelle doctrine , qui vantent si haut leurs entreprises pour le bonheur de la race humaine, penseraient-ils qu'on les croit prêts d'aller se perdre dans les régions habitées par des sauvages? Mais dans leur prétendu zèle philantropique , ces *nouveaux savans* de France ne font entendre leurs clameurs que dans les cités opulentes , où ils sont assurés de partager les richesses de leurs concitoyens , sans s'exposer à l'inconstance périlleuse des mers , et sans braver les dangers qu'ils encourraient dans l'exécution de leur hasardeuse entreprise.

Quelle confiance , Messieurs, pouvez-vous d'ailleurs accorder aux promesses des vaccinateurs , quand ils n'en ont pas rempli une seule ? Quelle foi même ajouter à ce qu'ils avancent , quand ils prennent des précautions infinies pour vous cacher les malheurs dont ils sont cause, quand ils nient audacieusement ce qui est évident à vos yeux ? Ajouterez-vous donc foi au récit de leurs prétendus succès , constatés, s'il faut les en croire, par 145,848 vaccinations , sans aucun accident , dans les Indes orientales , quand les malheurs attachés à cette vaccination sont si fréquens en Europe? M. Moseley nous apprend que dans les Indes occidentales la vaccine n'a pas mieux réussi qu'en Europe. « On avait vacciné les nègres dans beaucoup de plantations , et les croyant bien préservés de la petite vérole, on les a exposés à la contagion sans ménagement. Qu'est-il arrivé ? Ils ont été atteints de la petite vérole qui en a emporté une partie. Beaucoup d'individus , tant noirs que blancs, ont

subi la vaccine à la Jamaïque; mais à leur retour en Angleterre, ils ont pris la petite vérole par inoculation, comme
à l'ordinaire (1). »

Le même auteur met en opposition les fables de nos adversaires avec les inoculations de la petite vérole par MM. Sut-
tons et leurs disciples qui, dans les mêmes Indes, ont soumis à cette méthode 20,000, ou 30,000 sujets nègres ou
autres, sans en perdre un seul. « Il fait remarquer que s'il
était mort un seul homme, on n'aurait pas manqué d'en
faire de graves reproches aux inoculateurs, parce que cette
méthode, étant nouvelle dans cette contrée, avait soulevé contre eux tout le corps des médecins et toute la classe
du peuple (2). »

Quant au dessein d'anéantir la petite vérole, M. Moseley, après avoir démontré que nous sommes dans la plus
absolue ignorance sur son origine, entre dans une discussion profonde sur les causes probables de sa naissance, appuie son opinion sur l'influence qu'auront pu avoir les ré-
volutions survenues dans l'atmosphère pour créer cette
maladie. Il parcourt rapidement l'histoire des fléaux qui
ont désolé successivement les habitans de l'Asie et de l'Afri-
que, et croit apercevoir dans ces grandes mutations les
sources de la variole; ce qu'il ne donne que comme une
conjecture. Sa grande érudition soutient si bien sa pensée,
qu'on serait disposé à la croire incontestable, s'il la présentait lui-même comme le sujet de sa croyance. C'est
dans son ouvrage qu'il faut lire cette profonde discussion.
Au moins on est convaincu, par les recherches qu'il a faites, qu'il ne peut guère y avoir de projet plus insensé que
celui d'éteindre dans le monde les germes de la variole;
aussi le regarde-t-il comme le produit d'une imagination

---

(1) *Idem*, page 251.
(2) *Idem*, page 253.

en délire : on l'attribue aux novateurs sans connaissances, dont l'Angleterre fourmille aujourd'hui, comme la France, sorte de fléau d'autant plus dangereux, que rien n'est plus séduisant pour le peuple que les cerveaux brûlés qui égarent si facilement la multitude, et la font tomber dans un abîme de malheurs de toutes les sortes.

En supposant qu'on parvînt à chasser la variole de l'Europe, ce qui ne serait pas difficile jusqu'à un certain point, croit-on qu'elle ne reviendrait jamais dévaster nos provinces, et semer la mort parmi les habitans qu'on aurait abusés par une trompeuse sécurité ? J'ai dit plus haut par quel moyen elle pourrait être ramenée parmi nous, indépendamment des grands mouvemens de l'atmosphère et de ses altérations particulières qui en faciliteraient, le retour et rapporteraient peut-être avec elle des fléaux encore plus funestes à l'espèce humaine. En admettant la réalité des avantages que les vaccinateurs attribuent à leur mode inoculatoire, ne fallût-il que vacciner éternellement, je ne vois pas ce qu'on gagne à l'adoption de cette méthode. Cependant, si tel est le sort que l'on prépare aux races futures, n'est-il pas plus simple, et en même tems infiniment plus profitable de perpétuer la contagion varioleuse en la communiquant individuellement, puisque ses résultats sont plus profitables aux particuliers, et par conséquent à l'état social. Enfin n'emploie-t-on pas, chaque jour, des poisons que l'industrie humaine fait servir à la conservation de la vie ? Dût-on comparer la variole à cette classe de substances, nous sommes intéressés à la conserver; d'autant qu'il est évident, par les tableaux placés ci-devant, que la vaccine est un poison plus funeste que la petite vérole, même naturelle.

Je ne crois pas qu'on objecte que le public verrait avec une grande crainte le retour de l'inoculation, et qu'on ferait des efforts pour s'y soustraire. Quand on se comportéra envers tout le monde avec décence, avec bienveillance, et qu'on aura autant d'égards pour un malade pauvre, qu'on a quelquefois de bassesse pour un misérable enrichi de rapines ; soit qu'on visite les malades chez eux, soit qu'on réunisse les indigens dans des établissemens publics, ils iront très-volontiers recevoir les secours dont ils ont besoin, et les soins continuels qu'on aura pour eux leur feront prendre insensiblement, ne fût-ce que par imitation, l'habitude des actes de bienveillance réciproque, et l'état social y gagnera infiniment. On ramenerait ainsi beaucoup d'hommes aux principes inséparables du maintien des mœurs publiques.

On objectera sans doute qu'il faudrait un grand laps de tems pour déterminer le grand nombre à se faire inoculer; mais n'a-t-on pas l'exemple des vaccinateurs qui ont introduit, sous diverses formes, la violence pour vacciner ? Si une certaine violence peut être permise, c'est bien assurément quand elle devient utile à celui qu'on y astreint, et lorsqu'il en reconnait les avantages; dans ce cas il sait gré à ceux qui l'ont contraint à recevoir un bienfait qui reste sans cesse présent à son esprit. Les femmes ne sauront pas plutôt que la petite vérole, inoculée par incisions, n'apporte aucun changement à la beauté de leurs traits, qu'elles se présenteront en foule pour être inoculées dès la plus tendre jeunesse: car la première idée (si cela peut se dire) qui germe dans le cerveau d'une petite fille, est qu'elle est jolie ; de cette idée vraie ou fausse, suit le désir de conserver ce qu'elle prise davantage.

SEIZIÈME QUESTION.

Quels motifs mettent en avant les vaccinateurs, pour rejetter ou nier la réalité des faits par lesquels on prouve les désastres qui dérivent de la vaccination?

Ils prétendent que: «Les maladies, qu'on auraitpu regarder comme déterminées par la vaccination, ne doivent être attribuées qu'à des circonstances particulières, absolument individuelles, et nullement à la nature du virus introduit et à ses propriétés spéciales. »

Pour éclaircir cette explication, avec laquelle on repousse la vérité qu'on ne veut pas admettre, nous sommes réduits à descendre aux premiers principes de la pathologie. Les auteurs, qui ont écrit sur cette partie de la médecine, et surtout les praticiens, ont reconnu de tout tems plusieurs espèces de causes de maladies : les unes prédisposantes ou éloignées, et les autres occasionnelles ou procatarctiques. Ainsi, il peut se réunir chez un vacciné l'une et l'autre espèce de causes, et chez lui, l'occasionnelle est évidente et incontestable, puisqu'elle dépend de l'insertion d'un virus dans son sang. Sans cette opération, un enfant bien portant, ou paraissant tel, continuerait à vivre sans lésion des fonctions, au moins tant que la cause prédisposante n'aura pas acquis assez de force pour produire une affection morbifique. Les choses se passant d'une manière contraire à cette dernière marche, il est donc démontré que la vaccination a donné naissance à des accidens qui sont le produit immédiat de l'action du virus inoculé.

Supposons quelque altération dans les humeurs d'un certain nombre d'enfans, chez qui elle ne se manifeste par aucun signe, il arrivera rarement qu'elle engendre une maladie sérieuse ; l'action de la vie la dissipera souvent au moyen des sueurs ou des urines judicatoires ; car c'est par ces deux sortes d'évacuations que se font ordinairement les crises chez les enfans. Qu'on les vaccine quand le sang n'est pas pur, alors naissent les affections vaccinales, ou légères, ou graves, ou funestes, selon le degré de dépravation des liquides.

Il est vrai que nos adversaires avancent qu'on ne doit point comparer les résultats de la vaccine à ceux de la

petite vérole inoculée, ou naturelle : 1° parce que l'inscr-
tion de chaque virus donne, chez les vaccinés, un virus
vaccin, et chez les inoculés, un virus varioleux. Quelle
profondeur de conception ! Pour cette fois les vaccinateurs
ne veulent plus *s'élever à de grands principes, à de grandes généralités* : 2.° parce que l'inoculation varioleuse fait
naître une quantité plus ou moins abondante de boutons
sur la surface du corps, et que la vaccine ne produisant *en
général* rien de semblable, on a tort de craindre une révolution incomplète qui puisse laisser un levain nuisible que
le travail local des piqûres ne peut enlever qu'imparfaite-
ment. Le contraire est précisément ce qui arrive et ce que
les vaccinateurs nomment *théorie*, tandis que ce n'est
exactement qu'une suite d'observations bien constatées.

Deux mots seulement de réponse à nos adversaires. Nous
sommes convaincus, par les faits, que si l'éruption vaccinale
n'est pas proportionnée à la quantité ou à l'âcreté du levain qui circule avec le sang, soit que ce levain ait existé
avant la vaccination, soit qu'il soit simplement le produit
de l'orgasme qu'il a développé dans les liquides, s'il n'est pas
déposé à la surface du corps, ou chassé au dehors par un
mouvement indicatoire, les vaccinés éprouvent des accidens proportionnés à la quantité de cette humeur devenue
étrangère, ou à son âcreté suivie des mêmes résultats. Que
les vaccinateurs lisent les observations de Woodville, ils
trouveront un grand nombre d'exemples confirmatifs de
cette vérité : Qu'ils se rappellent aussi les observations iso-
lées qui sont le complément des preuves qui établissent
cette même vérité. Et pourquoi se déclareraient des maladies particulières, comme nous le voyons chaque jour,
tant internes qu'externes (ces dernières avec des symptômes visibles, toujours les mêmes), si les liquides n'avaient
pas été soumis à une altération qui occasionnât les affections
dont nous avons rendu compte ? Pourquoi enfin la santé

des vaccinés ne serait-elle pas assurée, si le sang restait pur ? J'attends sur ce sujet les réponses, toujours évasives, de ces Messieurs, pour en faire voir le néant, à moins que, pour se dispenser d'entrer dans cette discussion, à laquelle il est peut-être de leur intérêt bien jugé de paraître *étrangers*, ils ne regardent les faits qui ont lieu sous leurs yeux que comme *absolument faux*. Revenons à la deuxième partie de leur assertion, c'est-à-dire à l'inutilité d'une dépuration, puisque ce qu'on dit de cette terminaison n'est qu'une pure *théorie*.

L'écoulement par la vulve qui a eu lieu chez quelques filles vaccinées, la diarrhée chez une autre, et mille autres faits de cette nature qui, au jour même où ils se sont déclarés, ont notablement diminué les accidens et ont opéré une vraie guérison, sont donc des explications théoriques ; c'est-à-dire selon nos adversaires, une sorte de bavardage, qui n'a rien d'intéressant pour les inoculés, ni pour les vaccinés ? Car c'est l'idée que les novateurs ont attachée à la doctrine des crises pour se dispenser de s'en instruire, et par là devenir, si cela leur était possible, un peu plus mauvais médecins.

Mais considérons la question sous un point de vue opposé. Lorsque, dans une maladie éruptive, les exanthêmes, de quelque nature qu'ils soient, sont répercutés, qu'arrive-t-il si l'on ne parvient pas à rétablir l'éruption ? la mort, ou au moins les accidens les plus formidables, ou d'affreuses maladies chroniques, selon le degré de quantité ou d'âcreté de l'humeur qui avait été refoulée à l'intérieur. Paraîtrait-il prouvé maintenant que nous n'ayons pas mérité tout-à-fait d'être couverts du ridicule que les novateurs versent à pleines mains sur nous ? Il est vrai que nos principes, sur la question que nous agitons, sont aussi connus de quelques femmes de la campagne ; d'où il pourrait s'ensuivre que nos adversaires ne s'éleveraient pas au degré de connaissance de ces femmes, lorsqu'ils nous contestent la nécessité d'une dépuration des liquides souillés, surtout par un vice introduit en nous à l'aide des plaies.

Je vais plus loin ; j'admets avec Gaubius, des semences de maladies qu'une cause occasionnelle peut mettre sur le champ en action, quoiqu'elles soient restées cachées pendant plusieurs années, sans avoir aucunement lésé les fonctions. Dans ces semences, je comprends, avec le même auteur, les restes d'une maladie mal guérie, qui, négligés, peuvent, à la plus légère occasion, créer une nouvelle affection pathologique. Si l'on vaccine des sujets de l'espèce dont nous parlons, on crée une maladie compliquée, nécessairement plus grave que ne serait l'effet de la vaccination seule. Car, puisqu'on convient que le virus vaccin, chez la petite Goupi, a fait aussitôt contracter à l'humeur de la gourme une âcreté et une putridité intenses, nos adversaires ne peuvent se dispenser de regarder le virus vaccin comme cause de maladie, ou, au moins, comme cause d'une aggravation qui n'aurait pas eu lieu sans lui dans la maladie que nous citons, surtout par la manière dont cela est arrivé. Ainsi, de l'aveu de nos adversaires, quelles que soient les propriétés spéciales du vaccin, il est constant pour nous que ce virus est une cause de désordres dans l'économie animale, procédant immédiatement de son action.

S'il y a un levain morbifique qui manifeste le mieux son caractère particulier, c'est le vaccin. S'il fait naître, ou qu'il aggrave une maladie aiguë, les accidens qu'il occasionne ne peuvent appartenir qu'à lui par leurs signes distinctifs. Dans ses complications avec des affections chroniques, il se distingue tout aussi clairement par ses effets, surtout par ses caractères extérieurs. Nous avons dit en quoi se reconnaît la marche de celles auxquelles il se réunit. Ces particularités ayant été constatées par des faits innombrables, nous nous persuadons qu'un instant de réflexion suffit à nos adversaires pour ne plus s'efforcer, à chaque page de leurs écrits, de nous faire croire que le virus vaccin est de la plus parfaite *innocuité*.

D'après ces remarques, que je communiquais à plusieurs médecins réunis, l'un d'eux, qui ne manque pas d'instruction, m'objecta que la vaccination ne pouvait pas être entièrement proscrite, et qu'il était avantageux d'en perpétuer l'usage pour les enfans bien portans : ma réponse lui fit connaître les dangers de cette exception ; j'en dirai les motifs, lorsqu'il sera question de ceux qui m'ont déterminé à faire choix de l'inoculation par incision, de préférence aux autres méthodes inoculatoires de la variole.

DIX-SEPTIEME QUESTION.

Les Vaccinateurs rapportent-ils les observations qui sont contraires à leur système avec assez d'attention pour se mettre en état d'en faire une critique judicieuse?

Vous avez déjà remarqué plus d'une fois, Messieurs, avec quelle légèreté nos adversaires rendent compte des faits que nous opposons à leur système. Remplis de leurs préjugés sur *l'innocuité* de la vaccine, leur esprit préoccupé par cette idée, ne leur permet plus de saisir ce qu'il y a d'important dans les objections qu'on leur propose. Ceux mêmes qui ont un vrai mérite parmi eux, et une bonne foi sur laquelle il est *peut-être* difficile de former des doutes, paraissent incapables de faire usage de leurs connaissances, et se jettent dans des divagations qui les transportent toujours hors de la question qu'il faut discuter.

Je ne rapporterai qu'un exemple déjà cité en abrégé, de leur inexactitude à rapporter les observations.

« Un enfant, disent ces Messieurs, eut, *après* la vaccine, le visage couvert de boutons qui furent remplacés par des croûtes qui lui donnaient un aspect hideux. Il se

déclara ensuite une oppression à laquelle succéda une anasarque qui eut une issue funeste. » M. Laugier, médecin
de Grenoble, qui nous a fait connaître cet événement malheureux, dit que la vaccine *a produit* une éruption considérable *sur le corps* de l'enfant. Son corps *fut couvert de*
boutons encroûtés, et un placard occupait toute l'étendue
des joues de l'un et l'autre côté; il était d'un aspect hideux:
il est survenu oppression, anasarque, et cet enfant y a succombé. »

Je demande d'abord pourquoi on garde le plus profond
silence sur l'étendue des boutons à tout le corps? Etait-ce
pour ne pas donner atteinte à un principe avancé par nos
adversaires, quand ils affirment qu'il ne survient point d'é-
ruption étrangère aux boutons vaccins dans les lieux où les
vaccinés ne sont pas soumis à l'action des émanations varioleuses? Comme j'avais démontré que cette maxime était
démentie par de nombreuses observations, on ne gagnait
rien à cette omission. On ajoute, p. 23 : « Malgré l'insuffisance des détails, il est bien facile de reconnaître dans cet
exposé l'éruption si familière aux enfans, désignée par le
nom vulgaire de *croûte laiteuse*. Son développement à la
suite de la vaccine ne démontre point qu'elle ait rien de
commun avec elle, et tous les jours on voit la suppression
de cette sorte d'éruption donner lieu, sans le concours de
la vaccine, à des symptômes et à des accidens funestes,
dont le siége est, ou dans la tête, ou dans les organes de
la respiration. »

Nous demanderons, 1°. de qui procède l'inexactitude des
détails ; 2° la suppression des signes, annonçant le caractère de l'éruption par rapport aux boutons étendus à
tout le corps qui en fut *couvert*, établit nécessairement une
grande différence entre la nature de cette éruption et la
croûte laiteuse ; 3° on parle de développement, probablement successif de ces boutons, quoiquil n'en soit rien dit

11

dans le récit des accidens ; d'où il paraît plus vraisemblablement que le malade a été affecté d'une gale vaccinale, probablement encore, celle de la seconde espèce que j'ai décrite ailleurs ; 4° on la dit consécutive à la vaccine, (*après la vaccine*); genre de maladie qu'on a dit n'avoir rien de commun avec la vaccine : autre circonstance qui dénature le fait. Ainsi nous voilà déjà très-loin de la question.

Il nous paraît qu'en écrivant ces détails, on a oublié que la vaccine guérissait (selon nos adversaires) la croûte laiteuse, particularité qui les met en contradiction avec eux-mêmes. Comment encore supposer avec eux que les éruptions si nombreuses dans le cours de la vaccine , ou à sa suite , ne peuvent être attribuées à l'action du virus vaccin (1), surtout en réfléchissant à la raison qu'on donne de cette opinion; savoir, que les vaccinés qui en sont affectés ne sont pas si nombreux que ceux en qui elle ne se manifeste pas ? Nous ne dirons rien de la nature de ce raisonnement, qui est aussi hors de la question.

Mais où se trouvent les caractères de la croûte laiteuse ? Est-ce dans le récit de M. Laugier ? Non sans doute ? En omettant même à dessein ces expressions , *son corps fut couvert de boutons encroûtés*, et, en se bornant à dire qu'un placard de ces croûtes occupait l'étendue des joues de l'un et l'autre côté , on ne pourrait pas encore en arguer que le vacciné fût atteint de la maladie qu'on a nommée, puisqu'il y a d'autres affections cutanées, et principalement la gale vaccinale, mieux que toute autre, qui produisent cet effet.

Depuis quand d'ailleurs la croûte laiteuse se répand-t-elle sur tout le corps ? Elle n'est que locale , et ne se manifeste que sur la tête ; cette remarque ne peut pas être contestée. Pour savoir s'il n'y aurait pas quelques exceptions à cette

_____

(1) *Idem*, page 15.

règle qui me fussent inconnues, j'ai consulté les anciens et les modernes, et, parmi ces derniers, j'ai lu avec la plus grande attention l'ouvrage de l'un des plus savans médecins que j'aie connu dans le siècle dernier, Lorry. Il ne regarde, avec tous les hommes instruits, la croûte laiteuse que comme une maladie essentiellement locale. Qu'on lise cet excellent ouvrage sur les maladies de la peau, depuis la page 43* jusqu'à la quarante-huitième inclusivement, on sera convaincu que la chose ne peut pas être autrement.

Secondement nos adversaires prétendent que le développement de l'éruption ne démontre point qu'elle ait quelque chose de commun avec la vaccine. Dans ce cas, à quel autre agent attribuer une éruption générale, qui a ses caractères tranchés et distincts de tous ceux des autres affections cutanées, et qui n'a et ne peut avoir lieu que dans le cours, ou après le cours de la vaccine ? Ces Messieurs manquent quelquefois de mémoire, et par conséquent ne se souviennent pas toujours de ce qu'ils ont avancé, lorsqu'ils rapportent des faits qui sont contradictoires avec ceux qui précèdent. Par exemple, ils avaient d'abord soutenu qu'on n'observait point d'éruption dans la vaccine, si ce n'était que dans le cas où les malades vivaient dans un air infecté d'émanations varioleuses, et que ces éruptions étaient tout-à-fait étrangères à l'influence du virus vaccin. Cependant, ailleurs, ils avouent que, chez quelques sujets, il s'est déclaré, entre autres affections cutanées qu'ils désignent (1), une éruption dont les boutons ont paru avoir le caractère de boutons vaccins, et que quelques médecins ont assuré même avoir communiqué la vraie vaccine avec le liquide qu'ils contenaient. Conviendra-t-on, au moins pour cette fois, que ces éruptions n'étaient pas étrangères au virus introduit dans le sang de ces individus ? Qu'est-ce encore que

---

(1) *Idem*, page 14.

cette gale que les Anglais nomment vaccinale, et qui est contagieuse, comme le vice dont elle émane ? Que dire aussi de ces éruptions consécutives, soit locales, soit générales ? Il y a donc d'abord des éruptions indépendantes de l'action prétendue des émanations varioleuses ; action qui ne pourrait faire naître que la petite vérole, quoique la vaccine *ait le pas sur elle*, *l'arrête*, etc. ; décision portée par nos adversaires, qui n'empêche pas les deux maladies de parcourir chacune leurs périodes régulièrement ensemble ou séparément ; décision, d'ailleurs, qui n'est pas plus juste que celle que je vais citer ; mais bien autrement séduisante, savoir : que la vaccine garantit de la petite vérole, comme celle-ci garantit de la vaccine, tandis que l'une et l'autre assertion sont démenties par l'observation, ainsi que nous l'avons prouvé ci-devant. Donc, quand on refuse d'admettre la réalité des éruptions observées par les médecins qui ne sont pas vaccinateurs, on devrait peut-être prendre la précaution de n'en pas citer des exemples, de crainte de dévoiler une partialité trop manifeste contre tout ce que disent les médecins qui ne se montrent pas partisans de la nouvelle inoculation, et qui n'entrent pas dans la conspiration formée par des cerveaux brûlés contre les intérêts de l'espèce humaine. Il n'est pas moins fâcheux que des hommes de mérite se soient laissés entraîner par le torrent qui leur a ôté jusqu'à la liberté de la réflexion, et qui, par leur assentiment irréfléchi, ont souffert le triomphe d'une erreur très-préjudiciable à l'intérêt des familles et à celui de l'état.

DIX-HUITIÈME QUESTION.

Les cures qu'on attribue à la vaccine de maladies chroniques existantes avant la vaccination sont-elles de nature à les faire admettre comme certaines ?

Nos adversaires se font aussi à-peu-près la même question, mais comme de coutume, avec une manière ambiguë et en rapportant quelques observations vagues dont nous examinerons la valeur. Ils disent : « Si l'inoculation de la petite vérole a eu l'avantage de favoriser quelquefois la guérison de certaines maladies chroniques, cet avantage lui est-il particulier, et doit-il lui assurer une préférence distinguée sur la vaccination ? »

Je vous prie, Messieurs, de réfléchir un moment sur la manière dont cette question est exprimée. *Si l'inoculation de la petite vérole....* Il n'était pas permis à l'écrivain qui parle ainsi de mettre en avant un doute sur les guérisons opérées par l'inoculation de la variole avec la méthode des incisions, comme elles étaient annoncées, puisqu'il avait entre les mains les preuves de ces cures. Et remarquez encore que, dans la discussion qui s'était élevée en 1797, entre vos commissaires, chargés par le gouvernement de lui faire un rapport sur la meilleure méthode d'inoculer, et moi, une partie de ces cures n'avaient pas pu être contestées, malgré la mauvaise foi avec laquelle on vous rendit compte du mémoire dans lequel elles étaient insérées. Remarquez en troisième lieu que nos adversaires ne parlent jamais du mode inoculatoire dont les effets doivent être comparés avec ceux de la vaccination. *Ensuite favoriser quelquefois,* comme s'il s'agissait d'un événement éventuel qui aurait à peine lieu deux fois dans mille ans.

Cependant la plupart de mes observations ont été faites dans des circonstances si graves, qu'il a fallu opérer une grande révolution dans l'économie animale pour amener la guérison dans de telles occurences. *Favoriser* est-il le mot propre, et encore, *certaines maladies chroniques ;* comme pour restreindre l'effet du mode inoculatoire à presque rien. Quand je rendrai compte des succès des incisions varioleuses, on verra si c'est ainsi qu'il serait permis de la présenter à la méditation des lecteurs. *Cet avantage lui*

(à l'inoculation) *est-il particulier ?* Si , par ce dernier mot,
on suppose que j'aie voulu dire que notre inoculation gué-
risse exclusivement les maladies chroniques dont elle a dé-
livré les malades cités , on nous prête bien généreusement
un peu plus qu'un défaut des connaissances les plus ordinaires des élémens de la médecine. Car , quel est l'étudiant
qui ignore qu'on peut, avec des moyens différens, mais con-
duisant à la même fin, guérir un grand nombre de maladies?
Nos adversaires, en continuant leur question sur les effets
de l'inoculation, toujours sans désigner laquelle, ajoutent:
L'avantage de favoriser, etc., *doit-il lui assurer une préférence distinguée sur la vaccination?* » Oui : c'est ce que
nous prouverons rigoureusement, quand nous comparerons
l'action des deux modes inoculatoires dont il est ici question et leurs résultats. Mais examinons à notre tour les
prétendues guérisons qu'ils attribuent à la vaccine.

M. Richard Dunning *dit* avoir vu la santé se fortifier
après la vaccine, chez une jeune fille issue d'un père phthisique, sujette à des vomissemens, ayant habituellement de
l'oppression, de la toux, le teint pâle et comme cadavéreux,
parsemé de taches livides ; petite fille qui, à la suite d'une
vaccine bénigne et heureuse, recouvra en peu de mois une
parfaite santé (1). Si nous avions donné cette observation
aussi dénuée de détails sur les circonstances qui ont accompagné le rétablissement de la santé, on aurait été en droit
de nous demander si la phthisie du père, ou seulement sa
disposition à cette maladie, qu'on met en tête de l'observation pour lui donner plus d'importance, n'avait pas été
accidentelle , et non un vice naturel dans sa famille ; si son
affection avait précédé ou non la conception de la jeune
fille ; si, parce qu'il y a eu un phthisique dans une famille,
on a toujours à craindre cette maladie dans tous ses membres,

---

(1) *Idem*, page 32.

et quels étaient enfin les signes qui faisaient soupçonner cette affection future dans la jeune fille dont on parlait. Pour n'avoir pas donné ces éclaircissemens dans notre relation, on aurait avec raison rejeté notre offrande à des vaccinateurs instruits qui auraient été de bonne foi.

Que signifie être sujette aux vomissemens, si ce n'est annoncer un mauvais état ou un simple affaiblissement des viscères de la digestion, ce qui n'a rien de commun avec une disposition à une maladie de la poitrine ? L'oppression est un symptôme sympathique du défaut de force d'un estomac agacé par des vomissemens, surtout avec une toux qui subsiste en même tems, et qui, chez le sujet dont on parle, devait être de nature catarrhale. On ne désigne point la durée de la toux ; on ne dit point si elle est ancienne ou récente ; si la malade est, comme cela arrive souvent chez les jeunes filles, faible et de tempérament catarrhal. Dans le cas où il en serait ainsi, la pâleur du teint en serait une conséquence, tandis que, dans la disposition à la phthisie, le teint, quelquefois malgré une pâleur générale, est animé, surtout sur les pommettes ; on n'y voit point de taches livides ; il n'est pas dit un mot de la marche de la vaccine, etc. Quant à nous, il nous paraît très-raisonnable de regarder cette observation comme tout-à-fait insignifiante. Nous ne reconnaissons qu'une amélioration des digestions si variables dans les jeunes filles, sans qu'il y ait toujours de cause bien apparente de ces changemens pour des médecins qui n'y regardent pas de plus près. Ainsi le retour de la santé en peu de mois (mais combien ?), n'est donc pas une chose si merveilleuse qu'on voudrait le faire croire.

« Le second exemple est d'un enfant de deux ans, naturellement délicat, convalescent d'une inflammation de poitrine, pâle encore, très-faible et oppressé. Après avoir été vacciné, il recouvra promptement ses forces, de l'embonpoint, une respiration libre et facile, et une exellente santé.

Un convalescent qui, par conséquent, est guéri d'une inflammation de poitrine, sans dire de quelle espèce, ni depuis
quand il était convalescent, a récupéré sa santé, à quoi la
vaccine n'a, heureusement pour lui, apporté aucun obstacle;
tandis qu'elle occasionne assez souvent des affections des
poulmons, comme cela est prouvé ci-devant.

Est-ce par dérision qu'on nous vante ainsi les miracles
de la vaccine? Mais les suivans peuvent devenir l'objet d'un
examen raisonnable. M. Maunoir, de Genève, ajoute à
celte occasion l'exemple d'un enfant dont le bras était
couvert de taches dartreuses, et dans lequel, pendant la vaccine, les taches s'enflammèrent, formèrent chacune un
bouton, que M. Maunoir regarda comme semblable à celui
de la vaccine, et qui fut suivi, de la guérison des dartres. (1)

Guéri est-il bien le mot propre? disparaître pour un tems,
comme cela se voit chaque jour, à la suite d'une maladie quel-
conque, ne serait-ce pas parler plus sagement? car le même
phénomène s'observe très-souvent chez un grand nombre
de personnes dont la santé n'a nullement éprouvé la moindre altération ni aucun changement reconnaissable, et chez
qui, après un espace de tems plus ou moins long, le vice dartreux se remontre sans qu'on puisse s'y attendre, puisqu'on
a conservé sa santé sans le moindre dérangement. Quand il sera
question de la curation d'un véritable vice dartreux par l'inoculation varioleuse, et non de quelques efflorescences passagères, on sera convaincu, quand j'aurai rendu compte des détails de cette curation, que M. Maunoir n'a pas guéri des dartres. Mais, en admettant cette cure, encore aurait-il fallu attendre pour la publier plusieurs années, afin d'être sûr de ce
qu'on avance. On n'obtient pas ainsi la dépuration d'un
sang souillé de dartres. Il serait peut-être plus sage de ne
pas annoncer si légèrement, comme cure, une disparition

_____

(1) *Idem*, page 33.

d'efflorescences qui se replaceront sur la peau, et qui feront regarder le médecin comme un charlatan : j'aurais dit, si ce mot était d'usage en parlant de choses sérieuses, comme *un hableur*, parce qu'il exprime mieux ma pensée que tout autre.

Mais M. Maunoir opère des prodiges si surprenans, que la cure d'une dartre n'est probablement qu'un jeu pour lui, indigne de fixer son attention, et d'en juger les suites. Et en effet, que ne doit-on pas attendre de sa part, qui ne soit merveilleux et inoui jusqu'à ce jour, puisqu'il a vu la fausse vaccine, qui a passé jusqu'à ce moment pour nulle, faire aussi ses miracles? Elle a servi si long-tems aux vaccinateurs d'excuse dans la naissance de la variole après des vaccinations, qui, de leur aveu, avaient été parfaitement régulières! Oseront-ils maintenant recourir à ce subterfuge?

M. Sacco jouit à Milan d'une grande réputation, à ce qu'on nous dit; il a d'ailleurs un si grand crédit parmi les vaccinateurs du fameux comité de Paris, que nous ne pouvons nous dispenser de rapporter les étonnantes cures qu'il nous assure lui être particulières. « En vaccinant des enfans atteints de paralysie, *ou de faiblesse partielle* dans les bras et les extrémités inférieures, d'affections chroniques, de glandes et d'autres genres de cachexies, il leur a fait à dessein un grand nombre de piqûres qu'il porta même au nombre de trente et quarante, et quelques-uns guérirent parfaitement, et d'autre s'éprouvèrent un soulagement considérable (1).

Que dites vous, Messieurs, de ces énonciations vagues qu'on nous donne pour des faits qui sont l'heureux résultat de la vaccine? Vous verrez bientôt si c'est avec des allégations insignifiantes qu'on recevrait nos observations. Notez

---

(1) *Idem*, page 33.

d'abord que la vaccine, entre les mains de M. Sacco, a guéri chez les vaccinés les maladies qu'elle donne aux autres, comme vous en avez la preuve dans le tableau de M. Rowley, dans le recueil de M. Chappon, dans les essais de M. Woodwille, dans mes remarques sur l'état où j'ai trouvé environ huit vaccinés à Blois, sans compter, bien entendu, ceux qui avaient déjà perdu la vie. Mais quel est donc le langage des médecins de Milan, si la *paralysie* ou *faiblesse des extrémités* signifie, selon eux, la même chose? Quand je rapporterai une observation que j'ai faite à Blois sur la paralysie vaccinale de l'enfant de M. de Sallabéry, vous verrez combien de tems il m'a fallu pour obtenir seulement une espérance de guérison, malgré l'activité des moyens que je mettais en usage, et avec quelle vitesse la maladie s'est aggravée après mon départ de Blois, faute de continuer la curation. Remarquez encore que la perte d'action des extrémités, chez les vaccinés de M. Sacco, précédait la vaccination; mais, pourquoi fixer plus long-tems votre attention sur des allégations aussi dénuées de vraisemblance ? Que penser aussi des effets de cette multitude de piqûres qu'un des plus instruits partisans de la vaccine réprouve comme cause d'accidens graves (1) ? Que signifient ces mots, *autres affections chroniques*, sans prendre la peine de nous les désigner ? des glandes, des intumescences passagères, des glandes au cou ou sous les oreilles, qui se dissipent la plupart du tems d'elles-mêmes, si la partie qui en est affectée est tenue chaudement. Et nos adversaires nous vantent de pareilles cures ?

_____

(1) *Idem*, page 25.

DIX-NEUVIÈME QUESTION.

*Quelles sont les conditions que nous imposent les vac-
cinateurs pour admettre comme vraies les observations
qui démontrent le néant de leur système ? Sont-elles pro-
posables ?*

« Ce n'est pas de quelques faits vus par un seul homme,
quelque instruit qu'on le suppose, que peut résulter l'évidence en pareille matière, mais du concours des observations faites par un grand nombre d'hommes instruits, en
divers tems, en divers pays et dans des circonstances diverses et comparables (1). » Dans la page où cette remarque est écrite, on a dessein, en prenant le sens exact de
ce qui précède, de faire croire qu'il n'y a qu'un médecin
qui trouve la vaccination dangereuse et même funeste. Il
suit de là qu'en l'isolant ainsi, on le présente comme un
homme bizarre qui ne mérite pas qu'on s'arrête le moins du
monde à ce qu'il avance. Mais pourquoi passer sous silence
le nombre considérable d'Anglais, de Français, etc, etc., qui
avaient publié une opinion semblable à la sienne, lorsque, isolé dans la campagne, il ignorait, en faisant ses
remarques, que d'autres médecins en faisaient de semblables ; et, quoiqu'il se crût sans appui, il n'était pas moins
déterminé à défendre les intérêts de l'espèce humaine, sans
espérance de faire prévaloir une si belle cause contre les
clameurs des insensés ? Pourquoi enfin nos adversaires ci-
tent-ils les rapports de Messieurs du collége des chirugiens
de Londres, qui ne sont *pas tant* de leur avis sur les effets
de la vaccination que du sentiment contraire? Il n'est
donc pas exact, à beaucoup près, d'alléguer contre l'évidence qu'un seul homme, contre tous, prétend que la vaccine est dangereuse : le but de cet isolement est assez manifeste, et tout le monde le découvre de très-loin.

(1) *Idem*, pages 8 et 9.

Nos adversaires, qui invoquent sans cesse l'expérience, disent : « Mais encore qu'on ne s'appuie que sur l'expérience et sur l'observation, la multitude de circonstances souvent inaperçues, qui, en médecine, peuvent concourir à un même résultat, et la difficulté d'apprécier les rapports des causes avec les effets produits, à raison de la différence des sujets et des dispositions dans lesquelles ils se trouvent, répandent *nécessairement* une grande incertitude sur les conséquences qu'on déduit des faits observés. Un petit nombre de ces faits ne peut donner naissance qu'à des probabilités, et ce n'est que par leur multiplicité, et la constance des phénomènes qu'ils présentent, que les présomptions se changent en certitude (1). »

Vous jugez, Messieurs, par la première partie des remarques qui viennent d'être lues, que les observations en médecine, avec les incertitudes qu'on oppose aux conséquences qu'on en tirerait, sont à peu près inutiles. Cependant, quand ces incertitudes seront multipliées, quoiqu'elles ne soient ensuite que des *probabilités*, elles se convertiront, au grand étonnement de tout le monde, en certitudes. Voilà au moins ce qui paraît résulter des réflexions de nos adversaires. Mais il ne faut pas encore croire qu'on puisse arriver à cet heureux résultat : car, comme le disent très-spirituellement, ou plutôt *finement* ces Messieurs (2) : « Puis donc qu'il n'est aucune des observations qu'on a recueillies *jusqu'ici* qui puisse servir *séparément* de preuve directe à l'opinion que nous examinons, il nous reste à voir si, prises collectivement, leur nombre est tel, comparé à la somme des faits qui nous est connue, qu'elles puissent donner aux objections quelque solidité, c'est-à-dire, si ce nombre est hors de proportion avec la probabilité des accidens étrangers à la vaccine, ou des dispositions individuelles qui

(1) *Idem*, page 7.
(2) *Idem*, page 25.

,auraient suffi pour donner lieu aux maladies, que *l'on veut* regarder, comme des conséquences de la vaccination (1).

« Ces Messieurs nous avaient enseigné par quels moyens nous parviendrions à changer en probabilités les incertitudes sur lesquelles notre système était, selon eux, uniquement fondé, et à changer ensuite ces probabilités en certitudes: Nous trouvons ici que notre espoir est déçu. Ils disent. « Néanmoins, si le nombre des faits allégués était très-considérable, comme il serait impossible de les rapporter alors à de simples accidens, ou à des circonstances particulières qui ne pourraient être multipliées à ce point, cette condition remplacerait même le défaut d'observations exactes., et ferait naître *un ordre de probabilités* qui pourrait offrir *une certaine force*. (2) ».

Vous concevez à merveille, Messieurs; que notre espérance d'acquérir la certitude que nos observations prouvent la réalité des maladies provenant de la vaccine est tout-à-fait anéantie. Cela est d'autant plus évident qu'une observation isolée ne peut concourir à établir la solidité de la proposition que nous avons avancée; qu'une seconde observation, faite aussi séparément, ne vaut pas mieux que la première, la troisième que la précédente, et ainsi de suite, jusqu'au plus grand nombre calculable.

Le passage suivant confirme encore l'anéantissement de nos espérances sur l'espoir que nous avions conçu de démontrer la réalité des maladies que les Anglais nomment *vaccinales*. Nos adversaires s'expriment ainsi qu'il suit: « Nulle observation ne peut avoir de poids que quand elle est accompagnée des recherches nécessaires sur l'origine du virus, sur les conditions caractéristiques de la vaccine relativement à ses formes, à son développement, à ses effets

(1) *Idem*, pages 24 et 25.
(2) *Idem*, page 22.

immédiats, sur les phénomènes qui l'ont suivie et sur l'état des sujets vaccinés (1). »

Après cette *subtile* argumentation, suit, trente-trois pages plus loin, une autre discussion assez curieuse. Pour que nous soyons en droit de dire qu'un vacciné peut avoir la petite vérole vraie, il faut, selon ces Messieurs, pour résoudre cette question, qu'on ait une connaissance exacte de la nature du virus variolique, de la nature du virus vaccin, de toutes les conditions extérieures qui peuvent établir ou exclure la contagion, et enfin des dispositions par lesquelles un homme se trouve à l'abri de la contracter ; *toutes choses qui nous sont encore inconnues.*

Il me semble qu'en avançant avec assurance des principes qui servent à nous apprendre qu'un événement déterminé aura lieu, on prévoit également, par l'absence des bases sur lesquelles reposent ces principes, que cet événement n'arrivera pas. Mais si les bases ou circonstances sur lesquelles se forme le jugement des vaccinateurs, relativement à ce qu'un vacciné ne puisse être atteint de la petite vérole par quelque voie possible, que la contagion exerce son action sur lui, pourquoi ces Messieurs fondent-ils leurs décisions tranchantes sur *toutes choses qui leur sont encore inconnues* ? Êtes-vous assez convaincus maintenant, Messieurs, de l'astucieuse finesse avec laquelle nos adversaires s'efforcent d'obscurcir la vérité, et le soin qu'ils prennent de la couvrir de voiles impénétrables à la lumière qui la manifesterait ? Nous convenons que si leur mémoire et leurs raisonnemens étaient aussi parfaits que leur esprit est fertile en inventions fallacieuses, nous serions quelquefois fort embarrassés pour réfuter convenablement leurs sophismes.

Grâces à leurs distractions, ils s'enveloppent eux-mêmes

(1) *Idem*, page 8.

dans leurs propres filets (*mentita est iniquitas sibi*). Il faut prendre ici l'expression *iniquitas* dans un sens relatif aux notions physiques. C'est ainsi que, sans s'en douter, ils anéantissent dans une page ce qu'ils avaient avancé dans une autre. Vous avez déjà beaucoup de preuves de cette vérité ; j'en offrirai encore d'autres à votre attention.

Je sens combien les détails dont vous venez d'entendre la lecture sont insupportables, et doivent vous ennuyer jusqu'à l'impatience ; mais vous pourriez toutefois vous féliciter de n'avoir pas été , comme moi, astreint à dévorer le dégoût révoltant d'accumuler les *délirantes* assertions dont j'ai été forcé , pour la défense d'une vérité utile , de former le monstreux assemblage mis sous vos yeux. Je n'ai plus qu'un mot à dire sur le sujet de ce chapitre; il est nécessaire que vous vouliez bien me prêter encore un moment une oreille attentive.

Ne perdez pas de vue, je vous en supplie, Messieurs, que, dans cette dix-neuvième question ou chapitre, il s'agissait de savoir quelles étaient les bizarres conditions que nous imposait, sous le nom d'une compagnie que nous respectons et que nous devons respecter, un défenseur de la vaccine. Mais puisqu'il lui a plu ne pas aborder la question, ni par conséquent déclarer la vérité à ses collègues, ainsi qu'il en était chargé par sa nomination comme commissaire, il s'est isolé de son corps ; dès lors nous discutons ses assertions comme celles d'un particulier : en cela nous suivons son exemple. En jugeant à propos de nous montrer dans une assemblée de son corps , comme le seul médecin dont l'opinion fût contraire à la dominante , c'était une fausseté ou une ignorance de ce qu'on avait appris par les ouvrages publiés depuis vingt ans, et pendant le cours de ces vingt ans. Pouvait-il avoir oublié les réclamations élevées contre la conduite du fameux comité de vaccine par messieurs Alphonse Leroi, son collègue, Vaume, Colon,

Cullerier, etc.; réclamations qui avaient fait tant de bruit? Et c'est après tant de discussions, dans lesquelles on avait fait connaître si parfaitement les résultats funestes de la vaccine, qu'il met en question si un vacciné peut être atteint de la petite vérole, et qu'il s'efforce, par les plus gauches sophismes, de faire prévaloir la négative.

« Environ mille observations rappelées dans cet écrit, sans compter celles que je tirerais des journaux, des brochures, etc., où elles sont consignées, me forcent enfin à montrer la vaccine telle qu'elle est, sans avoir égard aux perfidies et aux difficultés invincibles à parvenir à dévoiler la vérité toute entière. Ces observations, qui ne forment peut-être pas la vingtième partie du nombre de celles qu'on pourrait se procurer seulement à Paris, suffiraient-elles pour prouver, *un tant soit peu*, la possibilité d'être atteint de la variole après la vaccination? Est-il une créature céleste capable de conserver son sang-froid en poursuivant sans cesse les vaccinateurs dans tous les détours ténébreux à l'aide desquels ils croient échapper à la lumière qui mettra au grand jour leur ignorance ou leur mauvaise foi?

VINGTIÈME QUESTION.

Nos adversaires se font une question pour savoir si *le virus introduit par la vaccination est de nature, après l'opération heureusement terminée, à donner naissance à des maladies consécutives plus ou moins graves, et dont l'issue peut être funeste?* (1).

Ces Messieurs disent que « la solution de cette question est difficile; » nous ne le croyons pas : et les principes de pathologie que j'ai été obligé de relater nous conduisent sans difficulté à la solution de cette question. Après quelques réflexions générales vagues sur la prétendue difficulté

(1) *Idem*, page 21.

qu'ils mettent en avant; ils ajoutent: « Les observations dont on *pourrait* appuyer l'opinion contraire *(c'est-à-dire la naissance des maladies consécutives)*, doivent réunir des conditions difficiles à obtenir. En effet, si quelque maladie vient à se développer après la vaccine, pour établir qu'elle ne peut être attribuée à une autre cause, il faut connaître quel était l'état du sujet avant la vaccination, et savoir si ses dispositions constitutionnelles ou héréditaires ne le préparaient pas aux maladies qui ont lieu *depuis*. Il faut montrer que depuis la vaccination il n'a point été exposé à des causes capables de les produire. On pourrait demander encore, *malgré les expériences propres à inspirer la sécurité à cet égard*, si les sources dans lesquelles on a puisé le vaccin ne pouvaient point être infectées aussi d'un levain étranger; enfin, comme dans tous les âges et dans toutes les circonstances de la vie, plusieurs maladies se développent sans qu'on puisse en assigner les causes sensibles, celles qui surviennent après la vaccine, pour lui être attribuées, doivent, d'une part, montrer entre elles un caractère d'affinité qui accuse leur origine commune; de l'autre, offrir dans leur développement une liaison plus ou moins sensible avec les effets primitifs de la vaccination à laquelle elles succèdent. (1) »

Eh bien, Messieurs, sommes-nous bien garottés maintenant ? Un médecin qui n'aurait pas l'habitude de traiter des questions présentées d'une manière un peu *adroite*, et qui ne serait pas exercé à une pratique long-tems continuée, s'effraierait en réfléchissant à la nécessité de résoudre tant de problèmes. Ces Messieurs ne prennent pas garde qu'en commettant quelques petites fautes, ils nous donnent des armes contre eux. Qu'entendent-ils par une opération *heureusement terminée*, qui donnerait lieu à des affections

---

(1) *Ibid*.

consécutives? Passons sur la contradiction qu'on trouve entre les expressions de la phrase, et sur les sens opposés qu'elle présente à la réflexion du lecteur : c'est sans doute une distraction bien extraordinaire !

Vous avez entendu l'énumération des lois auxquelles on nous soumet encore ici pour admettre nos observations, à condition aussi d'observer celles qui nous sont prescrites ailleurs. Il faudra que nous relations les causes de toutes les maladies possibles, parce que ces Messieurs assurent qu'il est dans toutes les circonstances de la vie plusieurs maladies qui se développent, *sans qu'on puisse en assigner les causes sensibles.* C'est avouer, contre leur intention sans doute, qu'ils nous veulent mettre dans une position où les réponses à leurs questions nous deviennent impossibles. Ils oublient donc (et un grand nombre d'entre eux ne le sait pas) que les caractères des maladies vaccinales consécutives se montrent généralement sous les mêmes formes que ceux qui sont le produit de la maladie aiguë elle-même, et ont aussi leurs signes distinctifs ; que par conséquent un observateur attentif ne peut pas être trompé. Nous aurions dû apprendre cette vérité de nos adversaires, s'ils étaient médecins. Mais quand l'opération est *heureusement terminée,* quand un vacciné a, pour la première fois, dîné gaîment avec ses parens après sa maladie, ces Messieurs, qui n'en reconnaissent point de consécutives, quoiqu'elles se présentent tous les jours sous leurs yeux, s'empressent de raconter partout, avec une satisfaction maligne, que les anti-vaccinateurs n'ont pas le sens commun. De notre côté, nous éprouvons aussi une autre espèce de satisfaction, celle de pouvoir donner des conseils plus utiles à ceux qui nous les demandent. J'aurais encore d'autres réponses à faire aux objections dont les motifs sont renfermés dans la question de nos adversaires, mais, s'il fallait épuiser les matières que ce sujet offre à traiter, il faudrait faire un cours complet de médecine.

Quand il est question de la supériorité de l'inoculation varioleuse sur la vaccine, nos adversaires ne manquent pas l'occasion de nous opposer de nouvelles difficultés, exprimées dans ces termes. « Il faut cependant convenir; quelques frappantes *que paraissent* ces observations à cet égard (*c'est-à-dire contre l'*innocuité *de la vaccine*), qu'elles ne nous conduisent point à une démonstration rigoureuse. Ainsi, quand on dit que l'inoculation *favorise* la guérison d'une maladie, il faut d'abord réduire la proposition à la plus simple exposition du fait observé. Ainsi, une personne était atteinte d'une maladie longue, et, d'après le caractère connu de cette maladie et de ses progrès, *on ne pouvait pas concevoir* un espoir prochain de guérison; la guérison s'est opérée d'une manière *inattendue :* voilà le fait. Pour en tirer la conséquence, et établir la liaison de l'inoculation comme cause, et de la guérison comme effet, il faut que le même fait et ses analogues aient été, sinon constamment, du moins assez souvent observés pour qu'on ne puisse pas raisonnablement attribuer à une coïncidence fortuite le concours de l'inoculation d'une part, et la guérison de l'autre. (1) »

Voilà un amas de sophismes assez bien enchaînés, et qu'ont dû coûter quelque attention pour les mettre dans l'ordre où ils sont disposés. Nous demandons d'abord si ces Messieurs sont si difficiles pour admettre les observations des partisans de la vaccine quand elles tendent à confirmer les prétendus avantages de leur mode inoculatoire. Vous avez vu, Messieurs, vingt fois le contraire. On raisonne donc avec une partialité qui ne laisse plus lieu à l'esprit de justice, qui ne devrait jamais souffrir d'écart dans une discussion qui intéresse la vie des hommes. Et toujours des expressions atténuantes, en rapportant les propositions des inoculateurs!

(1) *Idem*, page 31.

Favoriser la guérison ! nous n'avons point dit *favoriser*, nous avons dit *guérir*. Nos guérisons ne sont point *inatten-dues*, parce que les cas où elles sont possibles nous sont connus par l'expérience, et parce que nous connaissons l'action que la variole exerce sur l'économie animale. Nous avons donc une idée juste de la *liaison de l'inoculation comme cause, et de la guérison comme effet :* nous ne ne pouvons donc pas attribuer nos résultats *à une* coïnci-dence fortuite. La vérité de ces particularités avait été constatée à l'académie des sciences en 1797, relativement à la variole inoculée par incisions. La conduite qu'on tint à cet égard ne sera pas rappelée ici (quoiqu'elle soit de quel-que utilité pour établir plus solidement ce que nous disons) : on pourrait la prendre pour une récrimination. On doit voir que nous sommes toujours disposés à faire des sacrifices de nos avantages à nos adversaires.

« Nous conviendrons cependant, disent ces adversaires, que la comparaison de la vaccine et de l'inoculation, sous ce rapport (*c'est-à-dire en éludant la question proposée*), ne peut se faire sous des conditions égales, parce que la manière dont s'est établie l'inoculation de la vaccine, a été bien plus favorable à la réunion de tous les faits qui peuvent en faire apprécier les avantages (*jamais ils ne diront un mot des inconvéniens !*) que ne pouvait être l'état où se trouvait sur la fin du dernier siècle l'inoculation de la petite vérole. La vaccine, sous la protection spéciale de la puissance publique, est devenue l'objet d'une correspon-dance régulière, dans laquelle peu de faits ont échappé aux observateurs, qui n'ont pu être égarés *que par leur zèle ;* au lieu que l'inoculation, favorisée moins immédiatement par les gouvernemens (*antérieurs*) était devenue l'objet d'entreprise où l'esprit de cupidité dominait bien plus que celui d'observation (1). » *Cupidité !* et les vaccinateurs....

____

(1) *Idem*, page 39.

On avoue donc qu'on n'est pas en état d'établir une comparaison entre les effets et les suites de la vaccine et ceux de l'inoculation de la variole ; aveu *échappé* d'une manière encore plus formelle dans une autre page : d'où il suit que nos adversaires ne dissimulent pas ici qu'ils n'ont pas les connaissances nécessaires pour fonder un jugement exact sur l'objet contesté entre eux et moi ; qu'ils s'en sont rapportés à la troupe des vaccinateurs, la plûpart parfaitement ignorans, qui leur ont vanté la vaccine d'une manière extravagante. Mais sans avoir pris la peine de réfléchir sérieusement à ce que leur disaient ces gens-là, et à ce qu'ils avançaient dans leurs écrits, ceux qui défendent encore avec bonne foi les intérêts de la vaccine, auraient pû regarder cette découverte comme un nouveau fléau, et surtout ils auraient dû s'assurer de la vérité ou de la fausseté des récits qu'on leur faisait, et des inepties contradictoires qu'on trouvait dans les ouvrages publiés sur cette matière. Il importait encore essentiellement au bien public que les défenseurs de la nouvelle inoculation constatassent, dès l'année 1797, l'exactitude ou les vices de nos observations particulières, de celles de Girot, de celles de Camper, etc. Cette négligence a fait tomber leurs successeurs dans une erreur involontaire, très-préjudiciable à nos compatriotes ; d'autant que le mérite de ceux dont nous combattons *spécialement* les maximes fortifient le préjugé qui soutient l'inoculation jennerienne. C'est précisément parce qu'ils ont une réputation bien acquise que je suis assuré qu'il ne leur faudra que quelques instans de méditation pour revenir à un meilleur avis. Cette loyauté, qui est dans leur cœur, et que je leur connais, augmentera la considération dont ils jouissent à juste titre, et ils auront ce calme de la conscience dont on goûte toute la douceur et le plaisir quand on a fait une action louable.

Comment n'ont-ils pas reconnu mille fois qu'on les

trompait ? des contradictions éternelles, la pire des plus mauvaises doctrines, manifeste dans les écrits des vaccinateurs et de leurs partisans emportés, la continuation répétée à tout propos des dangereuses maximes qu'affectent de répandre sans cesse les sectaires de leurs funestes principes, ne les ont donc pas désabusés ? La mauvaise foi de la plupart des mêmes hommes qui mentaient impudemment à leur conscience, et même à la conviction que leur imposait l'examen seul, fait par la simple vue, des symptômes extérieurs, a-t-elle pu être prise pour *un excès de zèle*? Le vrai zèle est l'ennemi implacable du mensonge ; et le mensonge, qui entraîne souvent, dans les circonstances dont nous parlons, la mort de ceux qui se sont livrés à des séducteurs d'une si funeste espèce, par quoi serait-il expié?... On les récompense!... Ici, je suis forcé de changer de propos et de recourir à la question que je traitais.

C'est dans la page suivante qu'on trouve l'assertion bien étrange que vous allez entendre. « On ne dispute plus à la vaccine la propriété de préserver de la petite vérole (1). » Qu'en dites-vous, Messieurs ? Cette singulière proposition est-elle assez amplement réfutée ? Nos adversaires mêmes nous ont fourni quelques preuves du contraire, dont nous avons fait usage dans les chapitres précédens.

Vous pouvez juger, Messieurs, par ce que vous venez d'entendre extrait des ouvrages de nos adversaires, qu'il ne dépend pas d'eux qu'un sujet facile à discuter ne devienne la matière d'une contestation éternelle; d'autant que ces Messieurs nous imposent, comme vous en avez les preuves, des conditions inexécutables pour admettre les faits que nous rapportons ; conditions auxquelles ils se gardent bien de se soumettre eux-mêmes, et dont ils exemptent leurs disciples. L'examen des avantages ou des défauts des deux

(1). *Idem*, page 40, fin.

genres d'inoculation sera toujours interminable tant que nos adversaires n'aborderont pas le sujet contesté , et qu'ils mettront à l'écart ce qui était offert à leur méditation.

Maintenant, Messieurs, vous connaissez assez tout ce qui résulte de la vaccine; il ne me reste qu'un point de doctrine à éclaircir sur une proposition répétée souvent dans les écrits des vaccinateurs. Elle se présente sous deux aspects qu'il faut distinguer avec exactitude. Cette proposition est écrite en ces termes.

VINGT ET UNIÈME QUESTION.

Les accidens arrivés pendant le cours de la maladie qu'occasionne la vaccine et les maladies chroniques qui lui succèdent immédiatement, ou à une époque même éloignée de la vaccination, doivent-ils être attribués à des circonstances individuelles, et nullement à la nature du virus introduit, et nullement à ses propriétés spéciales(1)?

(Aveu sur la réalité de ces maladies.)

En réfléchissant sur la nature des accidens qu'occasionnent en nous les virus tirés de substances animales inoculées , j'ai cru devoir les distinguer en deux espèces. L'une, comme liquides uniquement septiques, tels que ceux qui procèdent de la putréfaction ou de l'état gangréneux des cadavres et des causes analogues, introduits dans notre chair, ou à la surface de la peau dénuée de son épiderme , en agissant universellement sur l'écopomie animale , paraît n'avoir point de tendance à se porter sur la surface du corps , par un mouvement judicatoire. Il est vrai qu'en les attirant au dehors par les plaies mêmes qui les ont reçus avant qu'ils aient opéré des changemens irrémédiables, ils paraissent obéir assez généralement à l'attraction dont on a fait usage,

_____

(1) *Idem*, pages 10 , 16 , 17 , 18 , 20 , 25 , 27 , 29 , etc. , etc.

pourvu qu'elle produise une grande irritation locale et qu'elle prépare une issue commode à leur sortie. On parvient, dans quelques occasions, à dénaturer ou modifier ces venins ; à l'aide d'anti-septiques puissans qui ne leur permettent pas de détériorer le sang, ni les principes dont il se compose, au point d'entraîner les accidens qui sont le produit de l'action vitale affaiblie par la corruption des esprits animaux, si cela peut se dire ainsi, et par un extrême affaiblissement ou la perte de l'irritabilité musculaire.

L'autre espèce n'a d'issue naturelle hors de nous qu'en se portant à la surface du corps : de ce genre sont les affections éruptives naturelles ou artificielles de diverses formes qui les différencient les unes des autres : telles sont les éruptions de la variole, de la rougeole, de la vaccine, etc. On convient cependant que, chez des sujets bien constitués, ces maladies, et même la vaccine, se guérissent quelquefois par une crise manifeste et parfaite, dont la durée se prolonge jusqu'à ce que la matière morbifique soit épuisée, et alors la dépuration des liquides est entière. Mais nous ne rappelons cette terminaison que comme des cas rares qui font exception à la marche habituelle de ces affections, et par conséquent sortant presque de la question que nous examinons dans cet article.

Mais le mouvement critique qui a poussé à la peau la matière des éruptions que nous avons désignées ci-dessus est-il toujours suffisant pour éliminer toute l'humeur qui a donné lieu à la maladie existante? Je suis assuré du contraire. Quelque considérable qu'ait été l'éruption, les liquides demeurent souvent souillés par les restes de l'humeur qui, selon son âcreté ou son abondance, ne permet pas la cessation entière des phénomènes pathologiques. Dans d'autres cas, la portion de cette humeur non expulsée reste assez légère pour ne point mettre obstacle au retour apparent de la bonne santé ; mais il vient un moment, où

ces restes de liquides dénaturés, après avoir infecté graduellement la masse de nos liquides, font enfin explosion,
et créent des accidens difficiles à guérir ou mortels

Je vais plus loin et j'ajoute que, dans les cas où l'une des
maladies éruptives que nous avons nommées plus haut
aurait eu un cours paisible, et où la cessation des accidens
aurait fait présumer une fin heureuse à tous égards, c'est-
à-dire, tout-à-fait exempte d'accidens consécutifs, il arrive
cependant que de nouveaux symptômes se déclarent dans
un tems plus ou moins éloigné avec une intensité proportionnée à l'altération de nos liquides. Telle est la marche
habituelle des affections éruptives. J'en donnerai un exemple
bien surprenant. Deux enfans, frères, contractèrent, à la
Salpétrière, une petite vérole si bénigne, qu'à peine ils
ressentirent un mouvement de fièvre, au moment où se
manifesta une éruption dont les boutons n'étaient peut-être
pas au nombre de trente, à partir de la tête aux pieds. Ils
devinrent très-gros, se remplirent d'une bonne matière purulente, formèrent leurs croûtes dans le tems convenable.
Dans le cours de ces diverses périodes, ni l'un ni l'autre
malade ne manqua d'appétit, de sommeil et de gaîté. S'il
a jamais existé une variole naturelle dont la fin ait dû être
heureuse, c'était bien assurément celle-là. Cependant,
quand les croûtes furent tombées, je les purgeai deux fois.
Un million d'autres individus, dans des circonstances en
apparence si favorables, n'auraient pas eu besoin d'un
verre de tisanne.

Le matin où j'allais les renvoyer dans leur dortoir, l'aîné
se plaignit d'une douleur à la partie antérieure de l'épaule.
Nous examinâmes, M. Maincour et moi, cette partie; nous ne
trouvâmes point de gonflement, pas même la plus légère
augmentation de douleur en comprimant les diverses parties de l'articulation, surtout dans la portion de la clavicule
où le malade disait avoir cette petite douleur. Cependant

il mourut dans l'espace d'environ 48 heures. L'ouverture
du cadavre nous montra une carie qui avait rongé plus de
la moitié de l'épaisseur de la clavicule en dessous, et une
ouverture adjacente dans la capacité du thorax, où se trouvait une sanie qui avait dégradé la surface du poulmon. Le
cadet fit, deux jours après, la même plainte que son frère
aîné, mais le siége de la souffrance n'était pas aussi dis-
tinct ; la cautérisation par un large moxa, ni les anti-septiques ne parurent pas retarder sa mort. Nous aurions
découvert la carie, si le point qu'elle occupait eût été jugé
avec précision, et nous l'aurions traitée elle-même avec
plus d'avantage ; mais le malade ne désignait que
très-vaguement la sensation de douleur, et le lieu où elle
était.

On voit donc que, dans les affections éruptives qui présentent les apparences de la plus parfaite et prochaïne guérison, quelques portions de matière morbifique occasionnent des ravages irrémédiables avant de donner des
signes de leur existence. Il n'est point de maladie éruptive
qui détermine aussi souvent que la vaccine' des accidens
inattendus; j'en ai donné les preuves dans les chapitres précédens. Mais quelles sont les circonstances individuelles
qui rendent ces affections si fréquentes ? l'altération des
liquides :j'en ai déjà rapporté plusieurs exemples qui sont
confirmées par les observations faites sur les vaccinés et
sur les varioleux atteints de petite vérole naturelle.

Les vaccinateurs nous diront que l'action du virus-
vaccin se passant toute entière sur la partie où il a été
inséré, ne peut donner lieu à des accidens consécutifs.
Cependant ailleurs ils avoueront qu'il en existe dont il a
été pressant d'arrêter le cours à l'aide de vésicatoires,
parce que les suites en étaient inquiétantes. Assurément
une doctrine *fabriquée* avec de pareilles contradictions
ne mérite guère la peine d'être réfutée ; mais rappelons à

leur mémoire que le virus vaccin a souvent occasionné des symptômes comateux promptement mortels, comme ceux que nous avons dit avoir fait périr les deux frères cités ci-dessus. Aura-t-on le tems de dégorger le cerveau à l'aide des vésicatoires avant la mort ? Pour juger cette dernière question, faisons parler Swieten, qui nous apprend que l'irruption d'une matière varioleuse à la tête a détruit les yeux dans l'espace de peu d'heures, rongé le nez dans quelques instans ; *ambos oculos destructos vidi intra paucas horas, erosum subitò nasum, antequam mors tantis miseriis finem imponeret.*

La carie qui procède de la vaccine ou de la variole a ordinairement une marche plus lente que les désordres qui naissent de la gangrène ; mais ne s'établit-elle pas chez quelques sujets sans se faire reconnaître par aucun signe avant d'avoir opéré des délabremens irrémédiables ? Morton rapporte deux exemples de ces accidens inattendus. Deux petites filles, après les symptômes de petite vérole confluente, se levaient, s'habillaient et se promenaient dans la maison, en sorte qu'elles paraissaient soustraites à tout danger, *adeò ex morbo evasisse*, lorsqu'on découvrit des caries, chez l'une, à l'humérus, à la clavicule, au tibia ; chez l'autre, une gangrène horrible (*horrendam*) à la mâchoire inférieure, à la jambe gauche, et bientôt la perte de la vie s'ensuivit.

Les événemens affreux qui succèdent si souvent à la vaccine, et dont il est impossible, comme dans les cas que nous venons de rapporter, de prévenir la fin funeste, détermineront-ils enfin les vaccinateurs à renoncer à leur détestable inoculation ? après leur avoir prouvé depuis vingt-trois ans que l'insertion de la petite vérole était tout-à-fait exempte d'accidens, et procurait une bonne constitution aux sujets attaqués de diverses maladies chroniques, par quel fatal entêtement continuent-ils l'usage de leur désastreuse vaccine? On ne pourra donc pas leur apprendre qu'un virus introduit chez un sujet dont les liquides ne sont pas purs, expose cet individu aux dangers de perdre la vie, et qu'ils ne peuvent opposer aucun obstacle à cette malheureuse issue. Mais prouvons-leur encore une fois que le mauvais état des liquides est la vraie cause des désastres qui ont lieu dans les inoculations qui ne sont pas accompagnées d'une suppuration précoce qui entraîne une partie des fluides souillés par un virus introduit en nous, de quelque nature qu'il soit.

Soit choisi un égal nombre d'enfans, les uns malsains, dans le sens que nous venons de le dire, et les autres sans vices connus, on verra que chez les premiers la suppuration sera plus abondante et plus prolongée à proportion que les humeurs seront plus impures; tandis qu'on observera le contraire chez les autres. Je fais ici abstraction des erreurs possibles sur l'état actuel du sang de quelques sujets; ce qui ne change point la proposition générale. Mead, Swieten et d'autres grands praticiens étaient si convaincus de la vérité de ces principes, confirmés par tant d'expériences, qu'ils disaient qu'il importe beaucoup moins de s'attacher au choix d'une matière varioleuse exempte de quelque impureté, c'est-à-dire prise sur un malade qui aurait eu une variole même maligne, que de n'admettre à l'inoculation que des sujets dont le sang soit pur. Pour prouver la solidité de son opinion, Swieten rapporte le fait suivant. Ceci est applicable à la vaccine.

Un jeune homme avait reçu à La Haye le germe de la variole : de retour à Amsterdam, chez une tante, il tomba malade, et, en quelques jours, se manifesta l'éruption varioleuse avec tous les caractères de bénignité parfaite. La même maladie fut communiquée à la tante, âgée de plus de quarante-huit ans, d'un tempérament atrabilaire, et tourmentée par une bile noire. Chez cette dame la variole

fut confluente maligne , et se termina par la gangrène.
Cette dame avait une fille qui lui donna assidument les
soins les plus tendres ; elle fut à son tour attaquée de la
variole reçue de sa mère. Cette troisième petite vérole
fut , sous tous les rapports , aussi bénigne que celle de son
cousin. On avait fait les mêmes remarques dès les premiers
tems où la maladie fut observée avec attention ; elles se
sont renouvelées à un nombre infini , depuis ces anciennes
époques. Mais ne remarquez-vous pas , Messieurs , que
toute la force qu'elles se communiquent réciproquement
paraît se remontrer dans une seule famille , ou dans les
trois sujets dont je viens de faire l'histoire , tant le principe
de Mead est affermi par les symptômes , les caractères et
la différence de terminaison chez ces trois malades. Obser-
vez enfin, que si la variole naturelle se présente sous des
rapports si dissemblables , dans différens individus, lorsqu'elle procède de la même source , les effets divers de son
virus sont encore mieux établis quand ils sont le produit
de l'insertion du même virus opéré par la même méthode ,
parce qu'il ne peut pas y avoir le moindre doute sur l'unité
de son origine.

Vous voyez par là , Messieurs, que nous admettons aussi,
à l'exemple de nos adversaires, *des circonstances très-par-
ticulières et absolument individuelles* qui donnent lieu à
de grandes différences dans les symptômes de la même maladie. Si c'est dans le même sens que nos adversaires les
présentent, nous sommes parfaitement d'accord sur ce point
de doctrine. Ainsi , en prenant leurs propres raisonnemens,
strictement transcrits, nous pouvons faire usage de la même
conséquence qu'ils en tirent, et avec les mêmes expressions,
c'est-à-dire , ajouter que les accidens fâcheux ou funestes
qui se manifestent pendant ou après le cours de la petite
vérole , ne sont *dus nullement à la nature du virus introduit ni à ses qualités spéciales.* Mais, en nous exprimant

ainsi , nous ne prétendons point du tout ne pas reconnaître
l'action du virus varioleux sur les liquides , puisque nous
avons prouvé que ceux qui étaient altérés étaient plus dé-
tériorés qu'avant l'inoculation varioleuse , et par la même
raison , nous sommes assurés que, dans la petite vérole naturelle ou inoculée par une méthode fautive , cette détérioration est très-souvent la cause des grands accidens
dont sont atteints les varioleux, et également la cause de la
mort d'un certain nombre d'entre eux : car , sans l'influence
du virus dont nous parlons , beaucoup de maladies manifestes ou encore occultes, qu'il a considérablement ag-
gravées , auraient été guéries ; mais en opposant à la naissance des accidens qu'il suscite le genre d'inoculation qui
les prévient , le sort des varioleux est assuré , et l'on n'a
point cet avantage dans la vaccination.

La différence qui se trouve entre nous et les vaccinateurs,
en partant du même sentiment , relativement aux dispositions individuelles, est, de leur part , d'éloigner toute idée ,
ou même tout soupçon que l'insertion du virus qu'ils emploient puisse contribuer en quoi que ce soit aux dangers
auxquels on expose les vaccinés ; et par une suite nécessaire
de cette assertion erronnée, soutenir et affermir l'opinion
où l'on est généralement sur sa prétendue *innocuité* ; tandis
que nous , au contraire , avouons hautement que le mélange par voie naturelle ou artificielle imparfaite du virus
variolique avec nos humeurs , si elles ne sont pas pures ,
peut occasionner et occasionne souvent la mort , mais que ,
par notre mode inoculatoire , nous prévenons tout inconvénient, que nous en tirons même de grands avantages. C'est
ce que nous avions prouvé en 1797 , en combattant les
erreurs graves contenues dans le rapport rédigé par MM.
dès Essarts et Portal , qui avait pour objet de faire connaître la meilleure méthode d'inoculer.

Il me reste à prouver deux propositions qui sont l'objet

essentiel de cet écrit : 1°. que les vaccinateurs n'ont point
de méthode capable de prévenir les symptômes affreux
que fait naître si souvent la vaccine ; 2°. qu'ils n'ont pas
plus de moyens d'empêcher la naissance des affections consécutives vaccinales ; 3°. que nous sommes placés dans une
position toute contraire par notre espèce d'inoculation ;
4°. que nous guérissons même des maladies chroniques
graves existant avant l'inoculation. Quand nous aurons
mis ces vérités dans tout leur jour, nous nous persuadons
qu'il ne restera pas la plus légère incertitude sur le choix de
l'inoculation préservative de la petite vérole naturelle.

VINGT - DEUXIÈME QUESTION.

*Quels sont les effets de l'inoculation varioleuse dans les
plaies par lesquelles on introduit le virus ?*

Pour répondre à cette question, il faudrait distinguer
en plusieurs classes les sujets qui y sont soumis ; mais
nous exposerons d'abord ce qu'on observe en général
dans les plaies, les différens symptômes qu'on y remarque,
pour expliquer, par leur diversité, l'état de chacun
des inoculés au moment où il a reçu le virus variolique.

Pour pratiquer cette opération, je forme avec la peau
un pli sur l'expansion du tendon inférieur du deltoïde, je
fais une incision de la longueur de huit à neuf lignes, profonde dans son milieu d'environ une ligne et demie, et se
terminant d'une manière insensible ; car j'applique l'instrument tranchant en sorte qu'il décrive un angle droit
avec le bras, et je ne change point sa direction en inci-
sant. La peau, abandonnée à elle-même, reste assez ouverte
pour placer un fil infecté, de trois à quatre lignes de longueur, embrassé par les lèvres de la plaie. Une compresse
est maintenue par une bande, en quoi consiste l'appareil.
Il est rare que l'incision fournisse deux ou trois gouttes de

sang. Les observations suivantes montreront ce qui se passe dans la plaie, jusqu'à ce que tout ce qui concerne ce genre d'inoculation soit terminé.

Les quatre enfaus de M. de Moulivant l'aîné ont été inoculés avec six autres, le même jour, à Blois, en 1794. Le lendemain, en levant l'appareil chez la plupart de ces inoculés, les lèvres de la plaie étaient si rapprochées, qu'il était difficile de distinguer la ligne qu'elles formaient chez plusieurs d'entre eux : le fil attaché à la chair n'a point excité du tout d'inflammation ; il est tombé avec la croûte provenant du suintement de quelques gouttes de liquides coagulés dont il était recouvert dans la plaie. La plupart de ces enfans n'ont eu qu'un très-petit nombre de boutons varioleux, comme de huit à douze, tant sur les bords des plaies, que sur le reste du corps; quelques autres ont éprouvé un léger suintement vers le cinquième ou sixième jour d'un pus de bonne qualité, et le fil a été jeté hors de la plaie par cette espèce de suppuration. La fièvre, chez les mêmes enfans, n'a pas duré vingt-quatre heures : quelques-uns n'ont ressenti que du malaise quelques heures avant l'éruption. Chez les trois enfans de M. de Blois, ancien officier de marine, qui se trouvait alors dans la ville du même nom, les choses se sont passées de la même manière ; toutes ces plaies étaient parfaitement cicatrisées quatre à cinq jours, six au plus tard, après l'éruption ; en sorte qu'elles étaient guéries avant que les croûtes des boutons, rares et épars, tombassent.

Il n'en a pas été de même des deux fils de M. de Manjot. Dès le second jour de l'inoculation, les bords des plaies parurent un peu gonflés et arrondis : le lendemain, plus gros et un peu séparés, ils rendaient déjà un peu de sérosité qui, dans l'espace de deux jours, fut convertie en une matière purulente un peu moins épaisse que le vrai pus. Déjà les bords, ou plutôt le contour des plaies était couvert d'un grand nombre de boutons qu'on nomme *pré-curseurs*, parce qu'ils devancent l'éruption générale, et par conséquent la fièvre qui la précède. Cette fièvre a duré deux jours : le septième, les boutons précurseurs étaient désemplis, attendu que la plaie attire à elle la matière, c'est-à-dire, le pus qui s'amasse sous leur pellicule, et qui, comme les boutons secondaires, ne passent point comme les autres, par les degrés d'inflammation auxquels ceux de l'éruption générale sont assujétis. La fièvre fut, chez ces enfans, plutôt un grand accablement, avec une chaleur modérée de la peau, et presque pas de sécheresse, qu'une réunion des symptômes ordinaires de l'état fébrile. La suppuration des plaies était énorme le septième jour ; l'éruption se fit paisiblement le huitième ; elle fut plus abondante que dans aucun autre enfant que j'aie inoculé, mais avec une différence sensible entre les deux frères. L'énorme suppuration des plaies empêcha que les boutons ne devinssent très-gros, parce qu'elle attira à elle la matière qui les aurait grossis ; ce qui a lieu par le mécanisme qui fait disparaître si promptement les boutons précurseurs. La suppuration dura, chez l'un des deux, au moins trois semaines, et il y avait déjà quelque tems que les croûtes étaient tombées de toute la surface du corps.

Cette observation présente deux particularités essentielles, dignes de remarques. La première est que dans une des observations qui sera lue, les vices évidens et héréditaires de l'individu qui en est le sujet, et par conséquent la grande altération des liquides, n'ait occasionné qu'un mouvement de fièvre qui n'a pas eu le quart de cette durée ni de sa force. L'éruption n'a pas offert la centième partie, à beaucoup près, des boutons qui se sont élevés sur le corps d'un de MM. Menjot. La seconde remarque est que la suppuration des plaies chez ces derniers n'ait persisté que la trentième partie, à peu de chose près, du tems où elle s'est maintenue chez l'enfant qui avait des vices héréditaires de quatre générations successives. Il y a à-peu-près vingt ans que MM. de Menjot ont été inoculés. L'aîné était ici l'an dernier, où il étudiait en droit; il a joui depuis l'inoculation d'une parfaite santé : le cadet, qui vient de passer d'une compagnie des gardes du corps dans un régiment de cuirassiers, est un superbe homme, et n'a eu depuis l'inoculation qu'une fièvre bilieuse de 14 jours, l'automne dernier 1819. Il faut encore remarquer que la peau du visage de ces Messieurs n'a rien perdu de son extrême finesse, malgré la très-grande quantité de boutons dont elle était couverte, et qu'il est impossible qu'on y aperçoive la trace d'un seul ; ce qui est la même chose pour tous les sujets que j'ai inoculés : j'en dirai les raisons dans un autre moment ; cette particularité procède d'un des plus grands avantages de l'inoculation par incisions.

Il est encore dans l'observation qui concerne MM. de Menjot une autre circonstance de grand intérêt qui aura son développement ailleurs ; savoir que rien ne peut nous donner la moindre idée de l'état précis des liquides chez les sujets qui vont être soumis à l'inoculation, et encore moins chez des individus atteints de maladie avant l'opération. On jugerait donc mal les résultats du cours qu'aura la maladie artificielle, relativement au tems nécessaire pour la dépuration par la suppuration des plaies ; remarque qui fortifiera singulièrement les motifs qui m'ont déterminé à faire choix d'un mode inoculatoire tombé en désuétude. Je suis convaincu que vous serez singulièrement frappés, Messieurs, des conséquences pratiques que je tirerai des faits qui viennent de vous être exposés, et que je n'ai trouvées dans aucun des auteurs qui sont infiniment au-dessus de moi dans la science de la médecine.

M. de Lusignan, qui a passé du corps des mousquetaires dans un régiment de troupe légère à cheval, était à Blois

en 1802 , couvert depuis le haut du front (excepté la figure) jusqu'au bout des doigts , des mains et des pieds,
d'une gale en pleine suppuration, dont les boutons, gros et
très-rapprochés les uns des autres, ne laissaient presque
point d'intervalle entre eux. Il a été inoculé dans le printems de la même année, le même jour que deux de ses
parens. Dès le lendemain, les plaies étaient déjà enflammées et versaient une sérosité épaisse ; le jour suivant,
l'écoulement était purulent et abondant ; au troisième
jour, sa famille était effrayée de la quantité de matière
qui sortait des plaies ; elle craignait qu'il ne fût épuisé par
la perte des liquides qui s'échappaient de son corps : mais
ils furent tranquillisés, après leur avoir fait remarquer que
les boutons de gale s'affaissaient, et que la matière qu'ils contenaient, attirée aux plaies, formait presque toute la quantité du pus qui s'échappait. Cette vérité était d'autant plus
remarquable, que la gale des bras avait déja disparu, et que
la vésicule de chaque bouton était plus affaissée sur la peau
que celle des boutons éloignés. D'ailleurs l'inoculé ac-
quérait des forces, de l'appétit et un sommeil tranquille.
L'écoulement augmentant toujours (car il fallait le pan-
ser quatre fois par jour), les boutons du reste du corps
s'affaissèrent si vite, qu'il ne restait que quelques pellicules
vésiculaires plates et flasques ; de manière que le malade
fut parfaitement guéri au quinzième jour, sans avoir eu de
fièvre d'éruption. La matière varioleuse, qui avait attiré celle
de la gale sur les plaies, avait été entraînée avec la dernière.

On pourra m'objecter que l'absence de la fièvre varioleuse ne peut pas être admise comme une vérité de fait. Je
conviens que les trois quarts et demi de ceux qui pratiquent
la médecine penseront ainsi ; mais s'ils veulent, pour leur
instruction, ouvrir quelques livres de médecine pratique
qui ne soient point remplis, pour toute prétendue science,
du langage *sauvage* des nomenclatures du tems, ils appren-

dront que, chez quelques individus, une forte hémorragie du nez, une saignée copieuse, une purgation abondante, une forte sueur, ont opéré la crise de la variole, et rendu au même moment la santé aux varioleux. Ils trouveront dans Hoffmann, Hillari, Swieten, Sydenham, Boerhaave, Mead, Morton, etc., etc., des exemples de ce mouvement judicatoire précoce.

Si nous en revenons à M. de Lusignan, nous ajouterons que ses jeunes parens, inoculés avec lui, n'étaient encore qu'à la troisieme période de la petite vérole au tems où il avait récupéré sa santé, quoique les symptômes chez les deux autres eussent été, comme cela se voit toujours, très-modérés dans le cours de la maladie. Je n'en donne point la marche pour ce qui les regarde; cela n'en vaut pas la peine : je ne veux parler ici que des sujets attaqués d'affections chroniques avant l'inoculation. La variole naturelle n'est rien pour les individus véritablement sains; à plus forte raison l'inoculé ne doit être ici le sujet d'aucune réflexion qui lui soit relative, si ce n'est dans deux cas que nous désignerons. Il y a dix-huit ans que M. de Lusignan et ses parens ont été inoculés.

Le fils de M. de Maupas, ancien lieutenant-colonel de dragons, était tombé dans un tel état de cachexie, que sa famille n'en attendait plus que la mort. Fils unique, devant avoir par héritage une grande fortune, on me demanda conseil sur son état : je proposai l'inoculation varioleuse, parce que, ne reconnaissant point de vice particulier qui maintînt sa santé dans ce délabrement, je n'avais nulle indication précise pour un traitement déterminé. L'effroi s'empara des parens qui avaient cependant été témoins des succès de l'inoculation par incisions sur des enfans aussi malades que celui qui les intéressait. Un jour fut toutefois convenu pour pratiquer l'inoculation. Il se passa trois jours avant que les bords des plaies s'enflammassent, et à peine se mouillaient-ils d'un peu de sérosité; les jours suivans ils donnèrent

un peu de pus. Ce ne fut qu'au huitième jour que l'inoculé
ressentit de l'agitation, une chaleur assez modérée, et au
soir de la sécheresse à la peau et de la soif. Il n'y eut
point de changement dans son état jusqu'au lendemain
soir, où parurent quelques boutons sur la poitrine. Comme
ce sujet était très-faible depuis long-tems, pour ranimer
la circulation, et accélérer la sortie des boutons, je lui
prescrivis une potion cordiale, à prendre par cuillérée de
deux en deux heures, pendant la nuit. Effectivement, l'é-
ruption se fit très-facilement : elle ne fut pas abondante ;
mais les premiers boutons avaient grossi, l'enfant était
mieux ; la suppuration des plaies s'augmentait, et continua
à devenir plus copieuse de jour en jour. Comme la suppuration des boutons était lente, je la rendis plus active à
l'aide d'une décoction de racine de gentiane. Les choses
se passèrent ensuite comme dans une petite vérole bénigne,
si ce n'est que par rapport à la faiblesse de ce malade, chaque époque de l'affection fut prolongée d'environ deux
jours, et la dessication également plus lente. Pendant cette
dernière période, l'appétit se montra plus vif : la bonté
des digestions fit tellement renaître les forces, que, dans
l'espace de deux mois, les amis de son père, qui ne
l'avaient pas vu depuis l'inoculation, avaient peine à le
reconnaître. J'ai appris, quinze ans après cette opération,
faite en 1794, qu'il était devenu très-robuste, d'une belle
taille et un des plus beaux hommes de son régiment ; ce
qui m'a été confirmé il y a trois ans. Les plaies se sont
cicatrisées à la chute des croûtes.

Un de mes parens, le jeune Quillard, de Clairvaux,
âgé de six à sept ans au plus, né de parens très-sains,
devint cachectique, au point qu'après avoir été très-pâle,
pendant à-peu-près dix-huit mois, son teint devint verdâtre. Il restait tout le jour dans une inaction complète,
comme les mélancoliques, ne mangeait presque pas, était

devenu très maigre , et par conséquent très - faible. Il
éprouvait chaque soir des petits frissons , auxquels succé-
daient une sécheresse de la peau , avec une chaleur assez
vive de la paume des mains et de la plante des pieds, et
un peu de soif. Les pieds étaient déjà infiltrés. Ce fut
dans cet état que je l'inoculai, à Chaumont, Haute-Marne,
dans le courant de janvier 1796. L'éruption des boutons
varioleux fut tardive, à peine y eut-il quelque fièvre pour
la faire naître ; à peine aussi les plaies pâles rendaient-elles
quelque sérosité. Les boutons ne grossissaient que très-
lentement : leur centre ne s'élevait pas. Pour ranimer les
fonctions vitales engourdies, je lui fis donner matin et soir
une tasse d'infusion de feuilles d'emputoire d'Avicenne ,
faite dans du vin rouge de bonne qualité , et chargée d'une
forte quantité de cette plante. L'usage de ce médicament
ranima la circulation, augmenta l'écoulement des plaies ,
dont la matière acquit une consistance purulente. Les boutons se remplirent de pus un peu séreux. Il n'était pas
possible que , dans un sujet si faible , le pus eût la consistance qui est le produit d'une inflammation vive , puisque les vaisseaux étaient atones, et déjà l'infiltration était
montée à deux pouces au-dessus des malléoles. Cependant
les forces se relevaient avec l'accroissement de l'appétit :
le teint perdait sa pâleur verdâtre. La dessiccation fut lente,
comme les précédentes périodes de la maladie. A la chute
des croûtes, le teint était pur, l'infiltration dissipée, l'iner-
tie changée en une activité remarquable dans les actions
habituelles et dans les amusemens de l'âge du malade.
Les plaies se cicatrisèrent au tems de la chute des croûtes;
et, dans l'espace de trois mois , l'inoculé était très-vigou-
reux. Il est devenu un des plus beaux hommes du bataillon
de la section du Luxembourg. Il y a actuellement vingt-
sept ans qu'il a été inoculé, et il n'a jamais cessé de jouir
de la plus parfaite santé.

Les trois enfans de M. Darbel ont été inoculés en 1787.
L'aîné, demoiselle âgée d'environ quatorze ans, avait la
figure couverte d'une efflorescence de caractère érésipélateux, qui, au moindre exercice, ou au grand air, à plus forte
raison auprès du feu, lui causait une chaleur plus ou moins
âcre, avec démangeaison. Elle ne pouvait pas sortir, sans
porter un voile pour prévenir l'effet du vent. Sa sœur cadette n'avait pas la peau de la figure nette, mais elle n'était
pas incommodée, comme l'aînée, par les mêmes causes.
Chez cette dernière, il survenait quelquefois des crevasses
superficielles, très-douloureuses au vent et au feu. Le troisième enfant, garçon d'à peu près six ans, participait très-
peu de ce vice de famille ; car leur père avait le visage
haut en couleur, plutôt violette que rouge, avec des
plaques plus foncées, d'une teinte mêlée de rouge sombre,
de violet et de brun : la mère paraissait saine.

Dès le second jour de l'inoculation, les plaies de l'aînée,
élévées et enflammées, rendaient une sérosité un peu
épaisse, et dans les jours suivans un pus âcre, qui enflam-
mait la peau, sur laquelle il s'étendait. La fièvre d'éruption
ne dura pas douze heures, et fut très-modérée : il est vrai
que, pendant les trois derniers jours qui l'avaient précédée,
l'écoulement des plaies avait été très-abondant, et avait
dissipé les boutons précurseurs qui s'étaient formés autour
des plaies. L'éruption fut peu considérable ; il y avait au
plus cinq ou six boutons sur toute la face ; mais la poitrine
et les bras en portaient au moins le triple, dans un espace
égal à la surface du visage. La suppuration, plus active
après la fièvre, creusa les plaies plus que de coutume chez
les enfans malsains. Le pus enflamma assez fortement la
peau dans les environs : ce symptôme se modéra graduellement, à dater de la nouvelle suppuration, et j'entends
ici par *nouvelle* celle qui succède à l'éruption, parce que
pendant le trouble qui pousse la matière varioleuse à la

peau, l'écoulement purulent diminue, et quelquefois est totalement suspendu. Le visage se nettoyait sensiblement; la peau est devenue fraîche et la teinte de la figure douce; en sorte que dans le mois, à compter de l'insertion varioleuse, l'incarnat des joues n'avait rien de dur; à la fin de la sixième semaine, les plaies furent fermées. Cette personne a été mariée avec un officier d'infanterie; elle a des enfans qui sont venus au monde très-bien constitués. J'ai eu occasion de la revoir en 1816; elle m'a dit que jamais son visage ne s'était ressenti de la maladie de sa jeunesse, malgré les grandes chaleurs, et les grands froids qu'elle avait supportés dans ses longs voyages. Il y a trente trois ans qu'elle a été inoculée.

Je ne dirai rien de ce qui se passa dans le cours de l'inoculation de sa sœur, et de son frère, ni à sa suite. La fièvre d'éruption et la suppuration des plaies ont été plus marquées que chez les enfans parfaitement sains, parce que la sœur cadette particulièrement avait le visage couvert par endroits distincts, d'une très-légère farine qui paraissait participer en quelque chose de l'humeur de sa sœur aînée.

Plusieurs jeunes filles ont été guéries de fleurs blanches prématurées, c'est-à-dire, manifestées plus ou moins long-tems avant l'apparition des règles; mais je dois dire ici que les médicamens toniques que j'ai été obligé d'administrer à la plupart de ces malades, ont coopéré à la guérison. L'emploi de ces substances était en quelque sorte forcé par la lenteur avec laquelle marchait le cours de l'inoculation, ainsi que vous avez remarqué que cela arrivait chez les individus en qui la circulation manque d'énergie; or, chez les filles atteintes de la maladie que j'ai nommée, il y a une atonie marquée jusque dans la fibre élémentaire. Ainsi vous donnerez quelle part vous jugerez à propos d'accorder à l'inoculation dans la guérison, et quelle autre vous voudrez attribuer à l'action des fortifians administrés à trop petite dose, et pendant un tems trop court, pour rétablir seuls la santé. Ces remarques générales me paraissent suffire, pour concevoir ce qui s'est passé dans la curation de la maladie chronique dont nous parlons.

M. B...... par l'effet d'un coup violent qu'il avait reçu sur le thorax dans son enfance, est resté déformé, en sorte que la colonne vertébrale est très-arquée en dehors dans sa partie dorsale. Depuis ce tems, il a toujours été d'une constitution délicate, avec difficulté de respirer, en faisant un exercice, même modéré. Il s'est marié à l'âge de vingt-cinq ans; il a eu deux enfans. Mais déjà avant son mariage, il avait une disposition très-prononcée au scorbut; ensuite il a eu à plusieurs reprises des hémorragies des poumons, quelquefois si abondantes, qu'il a failli en perdre la vie. Ce que j'ai fait pour lui rendre la santé n'a rien de commun, avec l'objet qui nous occupe. Sa femme, qui avait vingt-ans lorsqu'elle s'est unie à lui, avait à la tête, ce qu'on nommait dans son pays, une *gale chronique*, qui n'était pas autre chose que la teigne humide : l'odeur seule aurait suffi pour en déterminer le caractère. Une partie de l'humeur de la teigne faisait quelquefois irruption sur les entrailles; d'autres fois sur les viscères de la poitrine, où elle occasionnait les accidens les plus redoutables, dont il m'a été deux fois très-difficile de la sauver : ce à quoi je n'aurais probablement pas réussi, si la première fois que j'approchai de son lit, l'odeur de sa teigne ne se fût fait sentir très-manifestement, et si son mari ne m'eût appris ensuite, d'après les questions que je lui avais faites, que l'étendue des endroits couverts de la prétendue gale était depuis environ huit à dix jours très-restreinte, et que, depuis que les choses étaient ainsi dans le cuir chevelu, la maladie aiguë s'était déclarée. Vous voyez déjà pourquoi je suis entré dans des détails qui ne sont pas indifférens pour juger la constitution originaire des deux enfans, car c'est dans les intervalles de deux maladies aiguës de l'espèce que je viens de vous désigner qu'elle eut ses deux enfans.

On m'amena l'aîné : c'était un garçon de l'âge de trois ans. Son visage était d'une pâleur blafarde. Il avait les gencives engorgées et saignantes à la moindre pression, les digestions mauvaises, souvent des tranchées avec des évacuations glaireuses ; des parties diverses de la tête couvertes d'une teigne plus humide que celle de sa mère. Il m'était facile de comparer l'une et l'autre, puisque la mère en était encore atteinte, n'ayant pas voulu en faire le traitement, par rapport à la continuité de ses affaires qui exigeaient de fréquens voyages dans les environs de la ville : au reste, la teigne de son fils était moins fétide. Avait-il suffi que le malade descendît d'une telle mère pour être teigneux ? je n'ai point de preuves positives du caractère héréditaire. La teigne avait-elle été occasionnée par le lait de sa mère, ou l'enfant la devait-il à la contagion ? On soutient ces trois propositions comme des vérités appuyées de l'expérience. Je ne soutiens ni l'une ni l'autre, ni la troisième, parce que ceux qui les avancent paraissent davantage s'en rapporter à la tradition vulgaire qu'à une suite de faits bien constatés. Mais je ne puis pas me dissimuler que le sang de ces enfans ne pouvait pas être, à beaucoup près, d'une pureté parfaite.

Quoi qu'il en soit, la sœur de cet enfant, qui était la cadette, se portait beaucoup moins mal que lui : c'est pourquoi il ne sera plus question de celle-ci. Ils furent inoculés le même jour avec la même matière. Le lendemain les lèvres des deux plaies de l'aîné n'étaient pas rapprochées : leurs bords déjà gonflés et un peu colorés en rouge se trouvèrent humides, rendirent le lendemain une sérosité épaisse, et, au troisième jour, de véritable matière purulente, qui fut très-abondante au quatrième, et s'accrut chaque jour en quantité, en blancheur et en consistance, jusqu'au moment où la fièvre d'éruption, qui fut à peine marquée, diminua sensiblement cet écoulement. Mais, après l'intervalle de vingt-quatre heures, le pus coula avec autant d'abondance qu'avant la fièvre d'érup .on, et pendant à-peu-près les huit jours suivans, la quantité s'en augmenta. La plaie était donc devenue plus profonde, plus étendue en circonférence et en longueur. La suppuration ne se tarit qu'après deux mois et demi de continuité. Lorsqu'elle commença à diminuer, la cicatrisation des plaies devint parfaite dans l'espace d'environ quinze jours. Il est essentiel de vous rendre compte des symptômes qui eurent lieu pendant la maladie.

Au cinquième jour de l'inoculation, époque où la suppuration était déjà abondante dans les plaies, l'enfant demanda plus souvent à manger, digéra bien et sans douleurs d'entrailles : l'appétit s'accrut jusqu'au huitième jour, celui où la très-petite fièvre d'éruption eut lieu : il m'angea moins pendant environ vingt-quatre heures ; mais les jours suivans il se dédommagea amplement de son abstinence momentanée. L'éruption nous montra environ douze boutons épars sur la surface du corps, si nous ne faisons pas compte des précurseurs nombreux autour des plaies, mais desséchés, comme de coutume, avant l'éruption générale, parce que, ainsi que je vous l'ai fait remarquer précédemment, les plaies attirent promptement à elles la matière qui avait fait naître ces pustules.

Après la fièvre d'éruption, les ulcérations teigneuses se desséchaient chaque jour d'une manière visible par leurs bords ; mais pas toutes également à-la-fois. Cette remarque fut d'abord faite sur les plus circonscrites, et ensuite sur les autres ; elles furent complètement dissipées dans le mois, à compter du jour de l'inoculation. Mais comme il paraît que les humeurs n'étaient pas encore épurées, la suppuration dura en tout deux mois et demi. Les deux enfans acquirent beaucoup de force et d'accroissement, à tel point, qu'après trois mois, ils étaient plus robustes que les enfans les plus sains du même âge. Ils ont toujours joui d'une parfaite santé depuis l'inoculation qui a eu lieu en 1794; il y a donc vingt-six ans qu'ils ont acquis une si bonne santé. Leur père et mère sont venus à Paris l'automne dernier (1819), et m'ont confirmé cette vérité.

Je trouve dans une collection d'observations de toute espèce de maladies, que je n'ai point encore mises en ordre, l'histoire d'une petite fille de douze ans, qui, depuis l'âge de six, avait à chaque printems une érésipèle séreuse, c'est-à-dire, avec une inflammation qui ne correspondait point à l'étendue d'une tumeur molle et peu douloureuse, mais bien véritablement érésipélateuse. L'inoculation eut ses périodes régulières : la suppuration fut très-abondante, et les plaies se cicatrisèrent dans l'espace de six semaines. Elle fut inoculée en 1789. L'érésipèle n'avait pas encore reparu en 1805, dernière époque où j'ai eu des nouvelles de cette personne, qu'on m'assura avoir eu sans cesse une très-bonne santé, depuis qu'elle avait eu la variole artificielle.

Le fait que je vais rapporter mérite peut-être, Messieurs, plus d'attention qu'aucun de ceux dont vous avez entendu les détails. Le fils de M. M..., notaire, demeurant près le Palais-Royal, avait, m'a-t-on assuré, des dartres en naissant : ce qui est certain, est que j'ai vu cet enfant le cinquième jour de sa naissance, et les dartres étaient très-reconnaissables en différentes parties du corps. Il est essentiel de rendre compte de quels parens il était né. J'ai été onze à douze ans locataire de son grand-père, homme très-estimable, âgé de 76 ans. Il me montra un jour une dartre épaisse et noirâtre (qu'on aurait prise pour l'éléphantiasis, si la chair n'avait pas conservé sa sensibilité), descendant du haut des cuisses jusqu'aux orteils. Il me dit que son père avait été couvert de dartres. De deux mariages, il avait eu deux demoiselles qui toutes deux avaient des dartres : c'était de celle du dernier mariage que provenait l'enfant dont je vais parler.

Dès les premiers jours de sa naissance, il eut des douleurs dans les entrailles, accident qui est d'autant plus fréquent dans le bas âge, qu'on est né avec un sang moins pur, et par conséquent plus irritant : ce qui donne lieu à des diarrhées muqueuses d'autant plus violentes, que les mauvaises digestions, inséparables de ces douleurs, engendrent une quantité considérable d'acides qui contribuent à augmenter les souffrances, à moins que, par un traitement raisonné, on ne fasse cesser ce mauvais état dont les causes produisent des effets qui deviennent à leur tour de nouvelles causes d'aggravation de l'affection principale ou primitive. Mais ces accidens ne peuvent avoir une longue durée, sans que la plupart du tems ils n'épuisent les malades, ou ne fassent naître des affections aiguës auxquelles ils succombent. Il en est cependant qui résistent long-tems à ce concours de choses énervantes, mais dans une souffrance presque continuelle qui les conduit enfin à l'étisie. Tel était le petit M... qui passait les jours à se plaindre, étendu sur un tapis ou dans son lit, devenu tellement faible, qu'on n'avait pas pu, à l'âge de huit ans, lui apprendre à connaître ses lettres, ou même osé les lui enseigner. Ce fut dans cette désastreuse position que je l'inoculai, dans le printems de 1797. Voici ce qui se passa.

Le lendemain matin, des plaies béantes et déjà engorgées dans leur sommet, il suintait une sérosité épaisse : le troisième jour elle était purulente et s'augmentait considérablement en quantité ; les symptômes locaux se comportèrent ainsi jusqu'à l'invasion d'une petite fièvre qui se déclara au huitième jour, et qui troubla à peine la tranquillité du malade; car, le cinquième jour, il avait mangé avec appétit et avait digéré sans ressentir la moindre douleur; elles avaient été modérées dès la veille : elles ne revinrent plus. Le sixième, le malade voulut lui-même qu'on lui montrât ses lettres, sur lesquelles il fixa son attention pendant près de deux heures : il avait déjà une gaîté prononcée. Il semblait que l'action de toutes les causes qui avaient rendu son enfance si misérable se portât sur les plaies pour y rendre la suppuration énorme. Les boutons qui s'étaient élevés autour des plaies étaient desséchés dès le matin du septième jour : le petit nombre de ceux qui parurent après la très-petite fièvre d'éruption ne parcoururent pas leurs périodes; la matière qui les formait était attirée sur le siége des suppurations, de sorte qu'il resta extrêmement peu de boutons qui passassent par les degrés d'inflammation, de suppuration et de dessication, degrés qui furent d'une plus courte durée que dans la variole naturelle la plus bénigne. La suppuration devenait inimaginable par sa quantité : cependant la grande maigreur du vacciné avait disparu; il reprit des forces égales à celles des enfans les plus robustes de son âge dans moins d'un mois. Les changemens dans son état étaient si rapides, que ceux qui ne l'avaient pas vu pendant deux ou trois jours, concevaient à peine la réalité de ce qui se passait, on pourrait dire, presque sous leurs yeux.

Deux mois s'étaient déjà écoulés sans que le fond ni l'étendue des plaies perdissent leurs dimensions : les chairs ne furent remontées au niveau des voisines qu'à la fin du sixième mois, et les plaies ne rendaient alors qu'un pus évidemment moins épais et en quantité moindre. L'épiderme ne se reformant pas, un écoulement de matière plutôt lymphatique que purulente avait toujours son issue par la chair des plaies. Ce nouvel état dura six autres mois.

Vous concevez comment j'étais tourmenté par les parens pour faire cesser ce suintement : c'était toujours une nouvelle querelle à ce sujet. Le père, qui se rencontra par hasard avec M. Duchanois, lui demanda son avis sur les moyens de dissiper une incommodité qui paraissait vouloir s'éterniser : M. Duchanois le dissuada de suivre son projet à cet égard. On vit paraître sur les chairs de petites lames qui annonçaient la formation de l'épiderme ; un liquide presque séreux s'échappait entre elles. Ce liquide diminuait lentement de quantité, tandis que l'épiderme suivait la même marche dans sa formation ; les plaies ne furent tout-à-fait cicatrisées qu'à la fin du dix-septième mois, à partir du jour de l'inoculation.

Cette longue observation confirme plusieurs vérités. 1°. Qu'il est très-difficile de guérir un vice dartreux d'une hérédité de quatre générations, et peut-être une diathèse véritablement dartreuse, qu'on n'aurait pas héritée de ses parens. 2°. Quelle est l'énergie de la suppuration varioleuse par la méthode des incisions, pour dissiper des maladies chroniques existant avant l'inoculation : mais cette dernière question sera soumise à une discussion particulière, qui montrera pourquoi les guérisons dont je parle ont plus facilement lieu par la méthode que j'ai désignée que par toute autre. Enfin vous comprenez, Messieurs, pourquoi aussi je ne regarde pas comme vraies guérisons, c'est-à-dire, stables, les changemens en apparence heureux survenus dans le cours de la vaccine et à sa suite, qu'on nous vante comme des miracles, sans qu'on prenne la peine de nous instruire sur quelles bases on établit ce jugement dont il nous est difficile d'admettre la sincérité, d'après les preuves multipliées que nous avons acquises du défaut de véracité de la plupart des vaccinateurs, et l'intérêt qui les détermine à soutenir la vaccination.

J'ai fait connaître dans ce chapitre quelles étaient généralement les circonstances où la petite vérole inoculée, même par la méthode des incisions, appelait à son secours les moyens curatoires que la médecine ordinaire met en usage dans les cas que j'ai désignés : vous avez remarqué, Messieurs, que j'en agissais ainsi, lorsque les inoculés étaient atteints de quelques maladies chroniques par lesquelles ils avaient été trop affaibli', pour que la nature excitât facilement l'éruption. Il me reste à dire un mot des symptômes qui ont lieu chez des sujets qu'on pourrait considérer comme trop vigoureux, et qui sont d'un tempérament éminemment sanguin.

J'ai inoculé les deux fils de madame Bontemps. L'aîné, âgé d'environ vingt ans, d'une haute stature, avait vécu avec une parfaite tempérance à tous égards. Le sixième jour de l'inoculation, il survint un accès de fièvre très-violent, avec une douleur véhémente à la tête, la face et les yeux enflammés, le pouls excessivement plein et très-fréquent. La fermentation que le virus avait occasionnée dans le sang était la cause de cet accident. Je prescrivis une forte saignée. Au moment où l'on allait pratiquer cette opération, une hémorragie du nez fit couler environ une livre de sang ; dans moins de deux heures, le malade était parfaitement tranquille, et le cours de la variole fut parfaitement paisible. Il y a donc des cas où la très-bonne santé ne dispense pas de l'emploi de quelques secours de la médecine.

VINGT-TROISIÈME QUESTION.

Pourquoi préférer, dans l'inoculation varioleuse, la méthode des incisions à celle des piqûres qui ne sont pas suivies de longues suppurations, et qui n'exigent pas de pansemens ?

Je vais reproduire ici mes réponses à la même objection qui me fut faite, en 1797, par MM. des Essarts et Portal, dans une circonstance où il était question, comme dans celle-ci, de l'inoculation. Les principes sont les mêmes, parce que les vérités ne changent pas avec les intérêts, ni avec les passions des hommes, ni avec leur ignorance.

J'avais remarqué que la variole était toujours, peut-être sans exception dans le cours ordinaire des choses, bénigne chez les sujets qu'elle atteignait, quand ils portaient des exutoires habituels : j'avais aussi remarqué que les varioleux dont la tête était prodigieusement enflée, et qui éprouvaient des accidens comateux qui menaçaient leur vie, étaient promptement soulagés lorsqu'on excitait une ample suppuration, pour attirer et chasser au-dehors la matière varioleuse. Pendant que ma pratique et mes expériences me donnaient constamment la confirmation des avantages du choix des incisions, M. Girot, en Franche-Comté, inoculait les enfans de tous les villages de cette province ; projet qui était exécuté en partie, lorsqu'il vint lire dans une séance de la société royale de médecine les résultats de ses opérations. Il avait commencé par les inci-sions ; mais ensuite il adopta l'usage des piqûres ; il va vous dire lui-même les motifs de cette préférence. « J'introduisis la méthode des piqûres qui, étant exempte de pansemens et de ces longues suppurations qu'on observe quelquefois à la suite des incisions, réunissent tous les avantages que l'on peut désirer *dans l'inoculation en grand.* » On voit évidemment que ce n'était pas comme meilleure, mais comme plus commode pour les gens de la campagne, que Girot avait substitué les piqûres à sa première méthode. Il se plaint d'ailleurs de la négligence qu'on apportait dans les pansemens. Il va aussi vous prouver lui-même, par les changemens qu'il fit dans les piqûres, que les incisions sont préférables. « En 1771, dit-il, je ne faisais que deux piqûres, selon l'usage d'alors. Je hasardai la troisième l'année suivante, et la quatrième l'année 1773. Les princes et princesses de la famille royale furent inoculés en 1774 par quatre piqûres; le roi seul, et de son propre mouvement, fit

14

faire la cinquième. Depuis ce moment, j'ai inoculé avec cinq piqûres, auxquelles j'ai ajouté la sixième, il y a quelques années.

» J'ai tiré de là un corollaire pratique opposé aux idées communes ; c'est que l'abondance de l'éruption est, jusqu'à un certain terme que l'expérience déterminera un jour, toutes choses d'ailleurs égales, en raison inverse du nombre des piqûres. Je puis assurer que depuis que j'inocule par quatre, cinq et six piqûres, avec l'attention de n'employer qu'un levain récent, je n'ai *jamais* donné de petites véroles confluentes et qu'au moins la cinquième partie n'a été que *locale*; tandis qu'à Milau, où l'on bornait les piqûres à deux seulement, sur 229 inoculations, plusieurs ont été suivies de petite vérole confluente et qu'il n'y en a point eu qui aient été simplement locales (1). »

Ce que j'ai dit plus haut, mes essais à Langres et dans les environs, ceux de M. Girot, à peu près à la même époque, prouvent deux points essentiels inhérens aux effets de l'inoculation varioleuse; savoir, qu'en faisant le plus promptement possible dériver l'humeur virulente à la surface du corps, on affaiblit et on détruit même la tendance que la maladie aurait à occasionner des accidens fâcheux ou funestes : secondement qu'on débarrasse le corps avec plus de succès des restes de liquides viciés par le virus et qu'on prévient la naissance des affections chroniques qui sont le produit du séjour en nous de ces restes de liquides altérés. Il serait à souhaiter qu'on obtînt ce résultat dans la vaccination, mais le seul mode d'insertion qu'elle admette s'oppose aux bons effets que procurent les incisions, de l'aveu de nos adversaires. On conçoit donc que l'inoculation dans laquelle la matière contagieuse s'écoule le plus prompte-

---

(1) Mémoire de la Société royale de Médecine, année 1780 et 1781, page 234 et suivantes.

mènt et le plus parfaitement, est aussi la plus exempte d'accidens, au point qu'elle fait disparaître tout danger à proportion qu'elle fournit plus d'issues ou de plus amples ou-
vertures au passage des humeurs qui ont contracté des vices
par la fermentation que la matière vénéneuse avait excitée
en elles.

L'expérience prouve ces vérités. Girot a perdu un inoculé sur 208, en inoculant par deux piqûres. Quand il a
opéré par quatre piqûres, la disproportion des morts aux
sujets conservés, a été d'un mort sur 564 inoculés. Ces
calculs ont été faits après l'inoculation d'un grand nombre
d'individus. Nous avions donc raison d'avancer un principe
reconnu par les inoculateurs de profession, que Girot n'a
admis qu'après des observations mille fois réitérées; car vous
avez reconnu par la prudence, et même la timidité, avec
laquelle il augmentait le nombre des piqûres, qu'on pourrait peut-être lui reprocher une lenteur qui a nui quelque
tems à ses succès, quoique l'observation lui montrât, dès
les premiers tems où il se livra à cette partie de la médecine, qu'il aurait dû voir que la méthode des incisions était
la seule assurée, pour rendre la variole modérée, quelque
fût le sujet qui se soumettait à l'inoculation.

Il résulte de ces remarques, que plus on multiplie les
surfaces des plaies auxquelles on attire, de quelque sorte
que ce soit, une matière vireuse, vénéneuse, contagieuse
ou septique, introduite en nous par des lésions artificielles,
et que plus on rend l'attraction énergique, plus on affaiblit
les effets fâcheux que causent cette matière et les liquides
qui ont contracté son caractère par leur mélange avec elle,
et plus les symptômes deviennent incapables de troubler la
marche des fonctions, ou de porter à un plus haut point
ce trouble, ou même de l'entretenir dans l'état de véhé-
mence où il avait pu parvenir. La vérité de ces propositions est prouvée jusqu'à l'évidence dans le mémoire que

j'ai lu, il y a quelques années, dans une séance de l'académie des sciences, en traitant des dangers auxquels les anatomistes sont exposés, s'ils ont souffert la moindre lésion des tégumens, ne fût-ce que de l'épiderme de la part de scalpels infectés. Vous avez aussi reconnu, Messieurs, que l'effet produit dans les plaies varioleuses anéantissait les dangers d'une petite vérole qui aurait été nécessairement funeste par suite de l'altération des liquides de l'inoculé, et qu'elle montrait en peu de jours qu'elle deviendrait très-bénigne. Ainsi, chez un individu malade depuis long-téms, destiné à contracter par le caractère de ses liquides une variole confluente, maligne et gangréneuse, les accidens sont prévenus par un écoulement abondant qui précède la fièvre d'invasion. La nature se débarrasse par les plaies d'une quantité enorme de liquides souillés : pendant que les choses se passent ainsi, le malade reprend une nouvelle vigueur. La fièvre d'éruption est légère, les boutons deviennent rares, etc. et la variole marche avec la plus parfaite bénignité : à plus forte raison la maladie artificielle sera-t-elle comptée pour quelque chose qui mérite attention chez un individu dont le sang sera absolument pur, puisque les plaies des bras ne s'enflammeront pas. Ces réflexions nous expliquent l'identité des résultats obtenus par Camper, Guiot, de Baux, Girot, et mille autres observateurs, et particulièrement par les Circassiennes et les Géorgiennes, lorsqu'elles introduisirent l'inoculation à Constantinople. Timone et Pilarini nous apprennent qu'elles inoculèrent dix mille personnes dont aucune n'éprouva d'accidens graves. L'ambassade anglaise, qui résidait alors dans cette ville, en fut si émerveillée, qu'elle n'hésita pas à naturaliser l'inoculation en Angleterre, où l'on obtint les mêmes succès, malgré les *dispositions particulières* très-variées des personnes soumises à l'inoculation. On donne ailleurs les détails du mode inoculatoire des Circassiennes, etc.

Mais comment se fait-il, diront les adversaires, que M. Sutton et ses disciples, qui ont pratiqué des inoculations heureuses en si grand nombre, aient eu une réussite si complète, quoique avec deux piqûres seulement? Suivant votre système et suivant les expériences de MM. Girot et autres, ils auraient dû faire de nombreuses pertes : on peut donc éviter ces énormes et éternelles suppurations qui paraissent inséparables de votre mode inoculatoire que vous mettez au-dessus de tous les autres; en quoi il nous paraît évident que vous êtes en contradiction avec l'expérience, au moins avec celle qui a fait la célébrité de l'Anglais que nous venons de nommer et de ses disciples; et d'autant que leurs succès n'ont été contestés par personne.

Rien n'est si facile à réfuter que l'objection qu'on nous oppose, quoique elle repose sur la vérité. D'abord il est de règle parmi les Suttoniens de choisir des sujets aussi sains qu'on puisse les rencontrer; ce qui favorise singulièrement la bénignité de la petite vérole, puisque nous regardons l'inoculation des sujets de cette espèce comme inutile, tant la marche de la maladie naturelle est paisible en eux. Or, dans cette hypothèse, l'inoculation n'est véritablement utile et favorable qu'à ceux qui ont éprouvé quelque altération dans leur état de santé; car alors la variole naturelle leur deviendrait funeste, en négligeant de prévenir la complication de la maladie naturelle avec une autre affection qui contracterait un caractère fâcheux. Mais nous, qui employons l'inoculation pour guérir des maladies chroniques, nous ne tirerions pas de leur mode inoculatoire des effets semblables à ceux qu'on observe chez nos inoculés; nous ne pouvons donc pas admettre leur méthode, puisque nous inoculons dans des circonstances très-différentes, ou même tout-à-fait opposées.

Secondement les Suttoniens font un grand usage des purgatifs dont les formules ont été long-tems secrètes parmi

eux, jusqu'à ce que Power, qui ne voulait pas les divul-
guer, les ait désignées étourdiment dans son ouvrage, cependant d'une manière trop générale pour ne pas inquiéter
sur leur action, les inoculateurs qui seraient tentés de les
employer. Dimsdale les a mieux fait connaître, mais avec
trop peu de détails. Ce sont des substances mercurielles, et
surtout le calomelas, avec une résine, telle que le diagrède,
ou quelque autre substance analogue dont l'usage habituel
où ils sont de les donner, quand ils veulent faire une ré-
vulsion par les évacuations alvines, leur a fait juger les mo-
difications nécessaires, selon les individus, pour éviter les
inconvéniens de leur emploi. Notre position, je le répète
encore une fois pour toutes, ne nous permet pas d'imiter
les Suttoniens. Enfin, comme nous réussissons dans tous les
cas par l'usage des incisions que nous employons pour des
enfans atteints de maladies, et comme nous n'avons besoin
d'aucune addition à faire, si ce n'est dans des circonstances
excessivement rares, que nous avons indiquées et dont nous
dirons encore un mot, nous ne pourrions pas abandonner
notre genre d'inoculation sans inconvéniens.

Si Girot n'a pas été aussi heureux dans ses inoculations
par piqûres, que les disciples de M. Sutton, c'est parce
que, comme on l'a vu par l'exposé de son procédé inoculatoire, il ne les imitait qu'en un point, et non dans l'autre
qui était assez souvent le plus important pour la guérison.
En second lieu, Girot en parcourant un village communiquait aux enfans la variole artificielle, passait dans un autre
village pour continuer sa mission, et ne revoyait plus ces
inoculés : or, comme deux piqûres ne suffisent pas toujours,
à beaucoup près, pour préserver de tout accident pendant
la marche de la maladie, il était impossible qu'il n'eût pas
des pertes parmi des enfans abandonnés et privés des secours dont ils avaient quelquefois besoin. Ces enfans, outre
cela, laissés à eux-mêmes sans surveillance par des parens

occupés aux travaux de la campagne, ont dû commettre sans cesse des imprudences qui leur ont été fatales. On conçoit à présent que l'objection que je suppose m'avoir été opposée est réellement sans fondement.

VINGT-QUATRIÈME QUESTION.

Remarque-t-on une différence d'action sur l'économie animale de la part des plaies varioleuses et de celle des piqûres dans la vaccination? Quels en sont les résultats?

Nous examinerons cette question sous plusieurs rapports : d'abord sous celui de leurs dimensions respectives ; 2°. sous celui des organes lésés, et 3°. sous celui de l'action particulière à chaque virus.

Les dimensions du détachement de l'épiderme, dans les piqûres vaccinales, n'excèdent point une ligne et demie de toute face ; nous les porterons, si l'on veut, à deux lignes. Les plaies varioleuses ont généralement neuf lignes de longueur et plus d'une ligne de profondeur dans leur centre. Ne conservons qu'une ligne de profondeur dans toute leur étendue, pour faire une compensation à peu près exacte de profondeur longitudinale. Nous exposons donc au contact du virus 18 lignes de lésion dans les plaies varioleuses, parce qu'elles ont deux côtés, tandis qu'il n'en faut compter qu'un dans les piqûres, puisque l'épiderme soulevé n'est pas susceptible d'agacement. Les plaies varioleuses recevront donc l'action irritante du virus introduit, comparativement, comme dix-huit est à un. Cette différence est énorme dans le nombre des points sur lesquels l'action de l'un et l'autre virus exerce son influence qui, ne pouvant être calculée dans l'économie animale, par des degrés numériques, se porte à une somme immense que nous ne pouvons pas estimer, même par approximation.

La différence des parties lésées est beaucoup plus à considérer que les dimensions de leur lésion propre. Il n'y a dans les piqûres vaccinales que la surface de la peau non entamée qui soit sensible au contact du virus vaccin : peut-être même ne fait-il sur elle qu'une très-légère impression, puisqu'il faut attendre plusieurs jours avant de reconnaître un travail commençant dans la piqûre. Dans les plaies varioleuses, au contraire, les houppes nerveuses, des petits rameaux de nerfs cutanés, le tissu réticulaire, les vaisseaux inhalans et exhalans, les séreux, les lymphatiques, et quelquefois quelques petits vaisseaux sanguins sont ouverts : il y a donc plusieurs parties d'une extrême sensibilité, irritées par le virus variolique. La différence d'irritation dans les deux espèces de plaies est donc immense, en supposant les deux venins égaux dans l'impression qu'ils exerceraient sur les plaies et sur les piqûres par rapport à la diversité de sensibilité des organes intéressés dans les deux genres d'insertions.

Mais enfin l'activité de l'un des venins ne serait-elle pas très-supérieure à celle de l'autre, et ne deviendrait-elle pas également la source d'une irritation plus considérable de la part du virus varioleux que de celle du virus vaccin? C'est ce que je crois démontré par l'observation. Et, en effet, admettons deux sujets ayant les liquides impurs au même degré ; que l'un soit inoculé et l'autre vacciné, il est évident que les symptômes inflammatoires des plaies se montreront plutôt dans les incisions varioleuses que dans les vaccinales, qui manifestent à peine une légère inflammation dans le cours de la maladie, dans la marche ordinaire des choses, puisqu'on n'y reconnaît qu'un pus de légère consistance, et dont la dessiccation ne forme pas une croûte, à beaucoup près, aussi épaisse et aussi dense que les croûtes varioleuses.

Cependant, pour apprécier plus juste la dissemblance

d'action des deux virus, admettons qu'on a inoculé et vacciné un même nombre de sujets, moitié avec un virus et moitié avec l'autre; nous reconnaîtrons aisément que le varioleux suscitera plus promptement et avec plus d'énergie ses symptômes propres que le vaccin. Cette différence d'énergie s'observera généralement dans les deux genres d'inoculation, pendant le cours de l'une et l'autre maladies.

Nous avons dit que, dans l'inoculation par incisions chez les sujets dont le sang était impur, les plaies présentaient des marques d'inflammation dans vingt-quatre heures, et déjà un léger suintement, et bientôt un écoulement purulent dont l'abondance croissante faisait dériver sur elles la matière des boutons précurseurs : ces phénomènes n'ayant pas lieu dans la vaccine, le venin reste plus longtems mêlé avec le sang et le corrompt davantage, tandis qu'il l'épure dans l'inoculation varioleuse par la matière que rendent les plaies. Cette vérité résulte de ce que ce pus est devenu contagieux avant la fièvre d'éruption ; secondement, de ce que cette fièvre aurait été accompagnée de symptômes redoutables ou mortels chez un individu déterminé qui aurait été atteint de la variole naturelle; troisièmement, de ce que cette fièvre est moins vive dans l'inoculation que dans une petite vérole bénigne, et même beaucoup moins prolongée. Remarquons encore qu'avant la fièvre d'éruption, les sujets, dont les liquides sont très-altérés, reprennent des forces pendant le cours de la première période varioleuse ; ce qui ne peut arriver chez les sujets vaccinés, par les raisons déjà exposées dans ce chapitre. Bien plus, nous n'obtenons pas ces effets précoces, ou ils ne sont pas sensibles, chez les individus qui reçoivent le virus de la petite vérole au moyen des piqûres.

Ceci n'étant qu'un exposé fidèle de la marche des deux espèces de maladies, communiquées par des procédés différens, les résultats permettent-ils maintenant le moindre doute sur le choix qu'on doit faire pour préserver les enfans de la variole naturelle?

Il me reste encore un point important à examiner, relativement aux maladies chroniques, nées pendant le cours ou après le cours de l'une et l'autre affections. Je n'en reconnais point à la suite, de l'inoculation par incisions, et ce qui précède vous fait aisément concevoir pourquoi la chose est ainsi, et pourquoi on remarque si souvent le contraire dans la vaccination.

Nous avons observé que le pus vaccin n'opérait pas dans l'économie animale un changement reconnaissable dans les fonctions aussi promptement que dans notre genre d'inoculation. Nous sommes persuadés, qu'indépendamment de ce que, dans celle-ci, les causes d'irritation locale sont la source d'une extrême attraction sur les plaies, le virus vaccin n'a pas le même degré d'énergie dans son action sur nous, en admettant que nous le recevions par le même moyen. Originairement issu d'une matière putrescente, son impression se fait sentir au système nerveux dont il affaiblit l'activité et par conséquent engourdit jusqu'à un certain point les fonctions vitales à la manière des sucs issus de la gangrène, ou disposés à la putridité intense qu'on peut nommer *gangréneuse*, même dans les liquides. Le venin varioleux, au contraire, excite des symptômes vraiment inflammatoires et entretient long-tems cette disposition aux accidens de l'inflammation ; nous parlons en thèse générale.

De cette variété d'acion presqu'absolument opposée dans les deux virus, il résulte que le varioleux est plus propre opérer un changement avantageux dans les fluides, des mouvemens critiques, ou même une crise complète, comme cela s'est vu plus d'une fois, par la diarrhée, par les sueurs d'une odeur désagréable, par les urines avec un dépôt régulier au fond du vase, etc. ; mouvemens épuratoires qu'on n'observe pas dans la vaccine , si ce n'est très-rárement. On n'en compterait pas quatre sur cent mille vaccinés.

, Ces particularités importantes nous apprennent pourquoi, dans le cours de la vaccine , il survient tant de maladies accessoires qui sont presque toujours d'une très-longue durée, et pourquoi , à la suite de la vaccination qui parait heureusement terminée , il s'en développe au moins autant , pour la plupart très-dangereuses , qui occasionnent des accidens anomaux de diverse nature; pourquoi une partie de ces derniers ne se manifestent que plusieurs mois , ou plusieurs années , après la vaccination et ne sont pas reconnus par les vaccinateurs, comme procédant de la vaccine ; attendu qu'ils ne les ont point étudiés , ou que s'ils sont parvenus à juger leur caractère , il ne leur en coûte pas davantage de nier leur origine , que de nier la présence de la petite vérole qui s'offre à leurs regards, avec tous les symptômes qui l'accompagnent.

VINGT-CINQUIEME QUESTION.

Doit-on regarder comme un défaut de l'inoculation, par la méthode des incisions, les suppurations prolongées que les vaccinateurs veulent faire passer pour une imperfection très-grande de ce mode inoculatoire?

Il fallait vivre dans le tems où nous sommes, pour entendre déprécier une marche qui est véritablement la source d'une des qualités essentielles des incisions varioleuses par les grands avantages qu'on en obtient, comme je l'ai prouvé par mes observations rapportées ci-devant. Quoique j'eusse mis cette vérité au plus grand jour en 1797 , on paraît encore conserver l'opinion que je combattais à cette époque; car on continue à confond·e l'effet des suppurations des

piqûres varioleuses , avec celles des incisions : ce qui démontre bien évidemment que les savans qui les mettent
au même rang n'ont point eu d'occasions de se convaincre
de leur extrême différence dans les résultats. Comment
ne pas distinguer l'un de ces modes inoculatoires de l'autre ,
quand on ne peut pas ignorer que Girot, qui perdait un inoculé sur 208 en insérant le pus par deux piqûres, n'en
perdait qu'un aussi sur 564 , lorsqu'il inoculait par quatre
piqûres ? J'ai assez fait connaître la disproportion d'action
entre les incisions et les piqûres pour n'être pas obligé de
revenir sur cet objet, et par conséquent sur la nécessité d'accorder la préférence au mode opératoire qui procure les
plus amples issues à la matière varioleuse aux liquides
qu'elle a assimilés à elle, et à ceux qu'elle a trouvés altérés
par des maladies chroniques dont la durée avait été prolongée avant qu'elle attaquât la matière de ces affections.

Nos adversaires ajoutent que des suppurations supplémentaires remplaceront l'action des incisions qui rendent ,
dès les premiers jours, une si grande quantité de pus chez les
inoculés dont le sang est impur. Les exemples de délabremens subits et mortels , chez quelques varioleux , ne permettent pas de proposer cette ressource tardive et illusoire.
D'une autre part elle ne sera mise en pratique qu'*au besoin*; c'est-à-dire , lorsque des accidens graves forceront à
y avoir recours : mais répareront-elles le mal survenu?
Pas toujours , sans doute. Ne perdons pas de vue les avantages de l'écoulement purulent, si utile aux inoculés, puisqu'il
ramène au caractère de bénigne une variole qui, autrement,
aurait été mortelle ; puisque la fièvre d'éruption devient
paisible et de très-courte durée ; puisque les boutons sont
presque toujours en petit nombre, et que la continuité de la
suppuration débarrasse le sang de tout mélange avec les
restes de l'humeur varioleuse, et procure la meilleure santé
aux inoculés. Cette répétition était nécessaire.

Faisons l'application de ces faits avérés, à la nouvelle méthode qu'il a plu à beaucoup d'inconsidérés et sans aucune expérience d'annoncer comme le préservatif de la variole. Que se passe-t-il dans le cours de cette inoculation? Ce n'est ordinairement qu'au huitième jour qu'on voit la pellicule vaccinale remplie d'une espèce de pus fluide qui se dessèche très-promptement sans écoulement au-dehors. En quoi dans ce cas consiste la dépuration du sang qu'on a infecté? Très-souvent les restes de la matière vaccinale et le vice qu'elle a fait contracter aux liquides créent ces maladies horribles dont nous avons donné une si longue énumération, malgré tous les moyens perfides que les vaccinateurs mettent en usage pour nous dérober la connaissance des trois quarts et demi au moins de ceux que nous ne pouvons pas découvrir. Eh bien! c'est justement parce qu'il ne se fait point de suppuration par les piqûres, que les malheurs de la vaccine sont si étonnamment nombreux.

. Tirons de leurs écrits mêmes la preuve de cette vérité. Ils nous citent quatre vaccinés qui ont eu, par les piqûres, une suppuration d'environ un mois chez les uns, et un peu plus prolongée chez les autres : ils ajoutent que ces vaccinés ont été guéris de maladies chroniques existantes avant la vaccination. Je veux bien admettre comme absolues ces quatre cures, sans rappeler ici qu'on peut bien prendre pour anéantissement des affections qu'ils désignent, la suspension seule de leurs symptômes. Mais, dans cette occurence, n'admirez-vous pas, Messieurs, l'étourderie avec laquelle nos adversaires confirment, sans s'en douter (tant leur jugement est profond!) .. l'excellence de la méthode inoculatoire que nous avons adoptée? Mais qu'est-ce que quatre guérisons fortuites, que nous voulons bien admettre pour l'instant, sur l'étrange quantité de milliers pris sur la surface des quatre parties du monde, où la vaccine s'est introduite avec tant de rapidité, comme toutes les erreurs préjudiciables à l'espèce humaine s'emparent de l'esprit de la multitude ?

Je suis, on n'en peut pas douter, très-reconnaissant de la peine qu'ils ont prise de donner plus de force aux preuves qui rendent mon système inattaquable : je vais leur en marquer ma gratitude, par un cinquième fait qu'ils joindront sûrement avec plaisir aux quatre qu'ils ont ramassés sur la surface du globe terrestre. On voit que, dans ces quatre cas, le hasard les a servis, sans qu'ils s'y attendissent, après vingt ans de constance dans leurs recherches. Voici ce que me fait l'honneur de m'écrire madame Péan, habitante de Blois.

« Monsieur, vous desirez avoir quelques détails sur l'effet qu'a produit la vaccine sur ma fille ; je vais vous les donner autant que je puis me les rappeler. Je l'avais disposée par des bains et des évacuations. Aussitôt qu'elle a été vaccinée, elle n'a plus sorti. Le huitième ou neuvième jour, on a pris du vaccin pour trois enfans : les boutons étaient très-gros. Après qu'ils ont eu un jour, ils se sont aggrandis, presque comme une pièce de six francs. La suppuration a été abondante pendant peut-être un mois. Ensuite on a jugé nécessaire de la sécher avec un peu de cérat ; puis on l'a purgée, et depuis ce tems (environ huit mois), elle n'a plus eu de rhume de poitrine ; ce qu'elle ressentait très-fréquemment auparavant. Je desire que ces petits détails puissent vous satisfaire. J'ai l'honneur d'être, etc. »

La durée de la suppuration, mais par dessus toute chose, le grand espace auquel elle s'est étendue, nous montre que, dans cette occasion, la vaccine a pris dans son action la marche des incisions ; c'est pourquoi elle est devenue curative. Mais le vaccinateur n'a pas reconnu que ce heureux hasard était favorable à la vaccinée ; et il paraît qu'il n'a pas dépendu de lui de faire cesser prématurément une suppuration qui a fait le salut de cette demoiselle. C'est encore-là une bévue de vaccinateur, ou une preuve manifeste de la parfaite ignorance des principes de la médecine, de la part des gens de cette secte : ce qui prouve que s'ils ne font pas perdre la vie à tous ceux qui les consultent, c'est quand la nature parvient à détruire les effets de leurs sottises.

Nous devons encore considérer dans le virus variolique une propriété particulière qui contribue infiniment à rendre son action très-utile dans la curation des maladies existantes avant l'inoculation, et qui ne contribue pas moins à prolonger la suppuration chez les individus dont le sang n'est pas pur, et par conséquent à faciliter cet abondant écoulement dont dépend l'entier rétablissement de la santé. Cette qualité consiste dans sa vertu atténuante dont j'ai remarqué les effets : Morton avait fait long-tems avant moi la même observation.

Mais cette atténuation ne s'opère qu'à la suite de la première action de la matière varioleuse sur nos liquides; car le trouble que l'impression du virus excite est cause d'un orgasme qui produit en général un état inflammatoire, dont procède l'épaissement du sang : la preuve en est que celui qu'on tire dans la première période de la petite vérole est sensiblement plus épais qu'auparavant : De là naît la fièvre qui s'augmente jusqu'à ce que la matière morbifique ait été reléguée sur la peau pour former l'éruption; Il a donc existé un mouvement critique qui n'a pu avoir lieu avant la division des humeurs qui avaient été épaisses.

Nous avons dit ailleurs comment il se faisait que, chez les individus dont le sang était parfaitement pur, les choses se passaient autrement; c'est-à-dire, presque sans trouble reconnaissable : revenons aux effets des incisions.

Les issues ouvertes de bonne heure à la matière puru-

lente délivrent à chaque instant l'économie animale des
sucs anciennement impurs , et nouvellement infectés , ou
qui continuent à l'être par le virus étranger qui est passé
en nous : ils sont appelés aux plaies par lesquelles ils s'é-
coulent : ainsi la masse s'épure graduellement jusqu'à ce
qu'elle ait récupéré son état sain. Nous reconnaissons dans
cette action les crises partiellement opérées par l'art·, ou
par les forces de la nature, quand elle n'a pas besoin d'un
secours étranger pour rétablir la santé. (1)

Nous croyons avoir assez fait connaître par quelles raisons l'inoculation par incisions surpasse en utilité les autres
modes inoculatoires de la petite vérole , et en quoi particulièrement il excelle infiniment , comparativement à la
vaccine : examinons encore si les vaccinateurs pourraient
obtenir d'aussi heureux résultats en introduisant dans les
corps le vaccin par incisions.

Ils ont tenté cette voie ; ils ont été, de leur aveu, forcés
à l'abandonner. Comment n'avaient-ils pas songé qu'une
matière , qui excite sur la peau même intacte des ulcères
phagédéniques , occasionnerait de grands accidens parvenue dans le tissu de la peau ? Elle était , placée ainsi ,
plus à portée de produire de grands ravages , que lorsqu'on
la déposait sous l'épiderme , sans lésion de la peau : il a
donc fallu que l'expérience leur démontrât ce que le défaut
de théorie en médecine ne leur permettait pas de prévoir ,
et qu'ils sacrifiassent des victimes à leur privation de con-

---

(1) Nous discuterons dans un écrit , qui devait être publié en 1798,
les différences d'action des méthodes inoculatoires qui ont été mises en
usage depuis les premiers tems où l'on s'est attaché à prévenir les
malheurs auxquels la petite vérole naturelle donne naissance. Les questions traitées dans cet ouvrage apporteront plus de lumières sur le genre
d'inoculation que nous avons adopté , et en feront mieux connaître les
avantages.

naissances réelles. Bien plus, un des hommes qui a recueilli avec le plus de soin la série des tentatives de tout genre relativement à la vaccination, prouve que ceux qui ont imaginé de multiplier les piqûres dans le dessein de rendre la vaccine plus bénigne, ont été trompés dans leurs espérances, et ont été cause de grands malheurs. Ceux-là n'ont pas mieux conçu que les autres quelles seraient les suites fâcheuses du mélange de leur venin avec nos liquides, et qu'en répandant un pus qui occasionne des ulcérations phagédéniques en un grand nombre de lieux, la corrosion des parties lésées prendrait une force proportionnée au nombre de ces parties envenimées.

Si nous revenons à la considération de l'effet des incisions, nous dirons qu'on doit s'étonner qu'on se soit écarté si étrangement, dans l'inoculation varioleuse, des règles que semblait prescrire la méthode suivie par les Circassiennes et les Géorgiennes, lorsqu'on reconnut à Constantinople les heureux résultats des piqûres profondes. Et en effet, Messieurs, si un médecin instruit avait observé avec attention la marche de la variole dans dix mille inoculés dont aucun ne perdit la vie, il aurait reconnu que chez plusieurs d'entre eux la suppuration des plaies était très-prolongée, tandis que chez d'autres, elle avait à peine quelques jours de durée. Il aurait cherché la cause d'une différence, qui devait lui paraître extraordinaire; et en s'attachant à distinguer chez quels individus, l'écoulement purulent persistait le plus long-tems, il aurait infailliblement trouvé qu'il n'en est ainsi que chez ceux en qui l'on découvre quelque vice des liquides. Considérant ensuite que la santé de ces inoculés devenait infiniment meilleure après l'inoculation, il aurait été persuadé que l'issue procurée aux fluides altérés était la source du changement heureux qu'il observait : dès lors il était convaincu que l'usage des plaies était la meilleure méthode, non-seulement pour prévenir la naissance des symptômes graves ou mortels qui se manifestent si souvent dans la petite vérole naturelle, mais que cette méthode raffermit encore la santé des sujets soumis à l'inoculation circassienne. De ces remarques réfléchies résultait le fondement d'une doctrine qui devait être, dès son origine, généralement adoptée, et qui ne devait plus changer, parce qu'elle était conforme aux principes de nos anciens maîtres, dont l'observance continuée pendant des siècles avait confirmé l'excellence, et démontré aux hommes d'une grande pénétration qu'on ne pouvait rien faire de mieux en médecine que de s'approprier par l'étude l'expérience raisonnée de ces premiers praticiens dont les ouvrages sont venus à notre connaissance.

J'avais lu une partie de cet écrit dans une assemblée d'environ cinquante à soixante médecins de tout âge, partisans de la vaccination : plusieurs d'entre eux reconnurent jusqu'à un certain point la faiblesse de la doctrine qu'ils avaient embrassée ; mais, faute de réfléchir ensuite assez sérieusement sur les vices de leur méthode, ils se laissèrent entraîner à l'influence qu'avaient exercée sur leur esprit les mauvais principes qu'ils avaient adoptés. Cependant deux d'entre ceux qui avaient le plus de prépondérance dans cette association, m'objectèrent qu'étant convenu que, chez les enfans dont la santé était bonne à tous égards, la vaccine ne causait pas d'accidens graves, je devais avouer qu'il était juste qu'on vaccinât les enfans sains, pour éviter les longues suppurations qui ont si souvent lieu dans les incisions varioleuses.

Cette objection reposait sur trois raisons également fausses. La première était la supposition que, dans tous les inoculés, il existait une suppuration prolongée dans les plaies, quoique j'eusse pris le soin d'avertir qu'il ne s'en formait

point du tout chez les sujets dont le sang était véritablement pur, et que le fil compris dans la petite croûte qui
résultait d'un peu de liquide extravasé, coagulé et desséché, était repoussé avec lui au-dehors de la peau, de la
même manière que la croûte simple qu'on voit toujours
paraître dans les coupures qu'on se fait avec un couteau
se détache spontanément de la chair.

En second lieu, je fis remarquer à ces Messieurs que
rien n'était plus équivoque que les signes de la meilleure
santé, lorsqu'on prétendait en induire que le sang était
parfaitement pur; que des enfans et des hommes qui, à un
examen scrupuleux, paraissaient jouir de cet heureux état,
n'éprouvaient jamais la moindre lésion dans la peau, sans
qu'il ne survînt une suppuration chez quelques-uns d'eux
long-tems soutenue.

Troisièmement, que des individus ayant la figure ou
d'autres parties du corps couvertes de gros boutons de
couleur foncée, étaient soupçonnés à tort d'avoir des liquides très-âcres, et que les plaies, mêmes profondes qu'ils
pouvaient recevoir, étaient promptement fermées et guéries sans aucune suppuration.

Je concluais de ces remarques, que la vaccination, quels
que fussent les sujets auxquels on la faisait subir, les
exposait, sans exception, à des suites fâcheuses ou funestes. Ces Messieurs ne nièrent point la justesse de mes
réflexions; bien plus, ils avouèrent qu'on ne pouvait pas
les contester. Mais leur résolution, après cette espèce de
débat, fut un véritable acte de déraison. Ils dirent : « Puisque vous ne voulez pas qu'on vaccine les enfans, même
bien portans, nous continuerons à les vacciner tous sans
distinction. »

Quel est donc l'empire de la prévention, si des hommes,
qui par état doivent méditer sans cesse la conduite qu'ils

tiendront dans les actes de leur profession, reçoivent comme vraies des idées contradictoires, et ne sont pas même désabusés de leurs fausses opinions par les faits dont les résultats sont entièrement opposés aux suites qu'ils attendaient des opérations qu'ils mettent à exécution? Dans quels affreux écarts tombent donc les hommes livrés à l'empire qu'exerce sur eux l'esprit de parti, puisqu'il leur fait commettre des actions qu'ils avouent condamnables ? *Nous les vaccinerons tous sans exception !*

Remarques finales.

J'ai démontré, 1° que la vaccine n'est pas le préservatif de la petite vérole ; 2° qu'il n'existe aucune époque où un vacciné ne puisse contracter la variole naturelle ; 3° que cette dernière maladie est ordinairement plus grave chez les vaccinés que chez les individus qui n'ont pas subi la vaccination ; 4° que les vaccinateurs portent la mauvaise foi au point de nier la réalité de la petite vérole exposée à leur vue, et s'étant communiquée successivement aux frères et sœurs du premier malade, quoiqu'ils aient tous été vaccinés auparavant à différentes époques ; 5° que les vaccinateurs soutiennent que la maladie éruptive qu'on prend dans les familles pour la petite vérole, chez les enfans qui ont été vaccinés, est un autre genre d'éruption, quoiqu'on leur ait prouvé que le pus pris de ces pustules varioleuses fait naître la petite vérole chez d'autres enfans, et que le pus, recueilli de ces derniers, la propage à d'autres, etc. ; 6° qu'un des fameux vaccinateurs avait avoué à M. Desfontaines que les vaccinés contractaient la petite vérole ; 7° que par conséquent les partisans de la vaccine agissent contre leur conscience, et commettent sciemment un crime, chaque fois qu'ils propagent la vaccine; 8° qu'ils en connaissent l'inutilité, sous le rapport de la prétendue propriété préservative de la variole, en ce qu'ils exposent les enfans aux suites funestes de leur méthode, avec la certitude qu'ils ont acquise que leurs vaccinés restent en butte aux atteintes de la petite vérole, et que conséquemment ces enfans encourent un double danger de perdre la vie.

Je ne rappellerai pas ici le souvenir des principes mensongers qu'ils ont avancés pour soutenir leur funeste système; je les ai réfutés par leurs assertions et leurs aveux mêmes qu'on trouve dans un ouvrage écrit avec infiniment d'adresse, sous la dénomination d'*exposition des faits*, etc. Les livres des autres vaccinateurs ne méritent pas l'honneur d'une réfutation.

Je mets en opposition, aux déplorables effets de la vaccine, les inappréciables suites de l'inoculation varioleuse par la méthode des incisions. Je les avais fait connaître par un mémoire lu à l'Académie des sciences en 1797. Dans ce tems, il n'était pas question de la vaccine : d'où il suit qu'il est impossible qu'on me soupçonne maintenant, et, à plus forte raison, qu'on m'accuse de la moindre partialité relativement à la vaccine, quand je rappelle des faits authentiques qui ne pouvaient avoir rien de commun avec la discussion élevée entre la section de médecine de l'Académie des sciences et moi, sur l'inoculation jennérienne. Depuis le tems que j'indique, j'ai multiplié les observations avantageuses que m'a fournies cette méthode inoculatoire. Elle est, indépendamment de ses résultats favorables, étayée par les bons principes de la médecine. J'atteste que, dans aucune circonstance, cette sorte d'inoculation n'a varié dans ses bons effets, et qu'ils se sont manifestés avant la période de l'éruption chez des enfans atteints de maladies chroniques très-graves.

Il est donc de toute évidence qu'il est urgent de faire cesser la vaccination, et de la remplacer par l'inoculation varioleuse, en faisant choix de la méthode des incisions, puisqu'elle est suivie des résultats les plus salutaires et les plus constans.

P. S. Après la lecture à l'Académie des premieres ques. tions dont se compose cet ouvrage, un membre de la compa gnie dit que, par ma manière de représenter le tableau des accidens occasionnés par la vaccine, il était évident que je voulais prouver qu'aucun vacciné n'était à l'abri de les contracter ; que par conséquent je me livrais à des exagérations insupportables. Pour réponse à ce reproche, 1° je rappelai à l'Académie que, dans mon Mémoire, lu en 1812, j'avais parlé d'enfans vaccinés depuis plus de huit ans, dont la santé n'avait pas paru altérée depuis cette époque ; 2° que M. le président ayant écrit, suivant l'usage, sur la marge de la première page de ce mémoire ; les noms de Messieurs les commissaires, et y ayant apposé sa signature, il m'était devenu impossible de faire le plus léger changement dans ce que j'avais lu ; que par conséquent le reproche d'exagération devenait une injustice et une injure qui ne pouvait m'être adressée que par ceux qui soutenaient contre toute raison et contre l'évidence, la préférence à donner à la vaccine.

Deux ans après cette mauvaise querelle, les trois enfans que j'avais nommés ont été attaqués de maladies occasionnées par la vaccination, dans l'intervalle d'environ six mois l'un de l'autre. J'ai rendu compte de ces trois événemens, très-fâcheux pour les deux demoiselles, et mortel pour leur frère, le plus jeune des trois. C'est donc après dix ans révolus que la vaccine a exercé sur eux sa funeste influence. Nous trouvons, dans les tableaux de M. Rowley,

des preuves irrécusables de la naissance d'affections vaccinales beaucoup plus tardives. Les remarques de M. Moseley,
sur le même sujet, sont encore plus alarmantes pour les
individus soumis à la vaccination.

Mais il est temps que je me dispense de répondre aux
attaques insignifiantes ou perfides des partisans de la
vaccination, dont je suis sans cesse obsédé. Ceux qui ne
changeront pas de sentiment après la lecture de mon
ouvrage ne se corrigeront jamais de l'entêtement avec
lequel ils persistent à faire prévaloir la nouvelle inoculation : leur amour-propre blessé les engagera, contre leur
conscience même, à pratiquer l'inoculation jennérienne,
nuisible à leurs concitoyens, dont la conservation n'est
pour eux d'aucun prix : mais il viendra un tems où leurs
noms seront voués au plus profond mépris, et où l'on
aura honte d'avoir adopté un mode inoculatoire que des
hommes d'un discernement très-ordinaire ont reconnu,
dès son origine, être détestable.

Pendant l'impression de cet ouvrage, M. Moreau m'a
fait l'honneur de m'écrire une seconde lettre, en date
du 20 octobre 1820; je vais la transcrire.

« Monsieur, en parcourant les différentes communes
» de mon arrondissement, je découvre petit à petit les
» malheureuses victimes de la vaccine. L'adjoint du maire
» de Charmont, chez qui notre ami commun a passé
» quelques jours, vient de mettre sous mes yeux de nou-
» velles victimes, parmi lesquelles se trouve son fils. —
» En 1818, quinze enfans ont été vaccinés, et depuis ce
» tems, neuf ont eu la petite vérole. Voici leurs noms :
» Jean-Baptiste Lirmail. — Célinie Vallois. — Claire Lam-
» bert. — Alexandre Dèlecôté. — Victorin Carrey. —
» Anne Burdavel, — et trois enfans de Remi Vallat.
» Vous voyez que sur quinze, plus de moitié ont été

» atteints de la petite vérole. A Troyes, cette maladie s'est
» étendue dans presque toute la ville : parmi ce grand nom-
» bre de varioleux, beaucoup avaient été vaccinés. Je con-
» nais un médecin qui jouit d'une bonne réputation, qui a
» vu, sans s'étonner, ses deux enfans contracter la variole.
» Ce médecin n'a jamais conseillé la vaccination ; il en est
» ennemi : il se nomme Blancpignon.

» J'aurai toujours le plus grand plaisir, etc. »

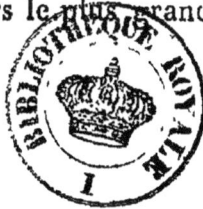

Signé MOREAU.

FIN.

www.ingramcontent.com/pod-product-compliance
Lightning Source LLC
Chambersburg PA
CBHW071658200326
41519CB00012BA/2549